向红丁：糖尿病饮食+运动

向红丁■主编　北京协和医院糖尿病中心前主任、主任医师　■中华糖尿病协会前会长

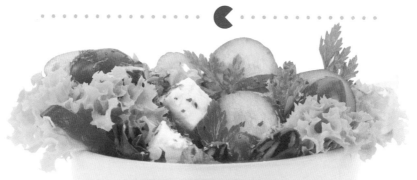

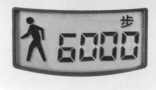

中国轻工业出版社

图书在版编目（CIP）数据

向红丁：糖尿病饮食＋运动／向红丁主编 . —北京：
中国轻工业出版社，2023.7

ISBN 978-7-5019-9836-4

Ⅰ.①向… Ⅱ.①向… Ⅲ.①糖尿病－食物疗法 ②糖尿
病－运动疗法 Ⅳ.②R247.1 ②R587.105

中国版本图书馆 CIP 数据核字（2014）第 154699 号

责任编辑：翟 燕 策划编辑：翟 燕 责任终审：李 洁
整体设计：悦然文化 责任监印：张京华 全案制作：悦然文化

出版发行：中国轻工业出版社（北京东长安街 6 号，邮编：100740）
印 刷：北京博海升彩色印刷有限公司
经 销：各地新华书店
版 次：2023 年 7 月第 1 版第 19 次印刷
开 本：720×1000 1/16 印张：17
字 数：300 千字
书 号：ISBN 978-7-5019-9836-4 定价：39.80 元
邮购电话：010-65241695
发行电话：010-85119835 传真：85113293
网 址：http://www.chlip.com.cn
Email：club@chlip.com.cn
如发现图书残缺请与我社邮购联系调换
230826S2C119ZBW

　　健康是生命的保证，是幸福与快乐的源泉。但是，我们不得不面对的现实是，现代人染上了很多"生活方式病"，给生活带来了许多挑战，而这其中，糖尿病已然成为全球最普遍的疾病之一。糖尿病以前也曾夺去很多人的生命，但是绝没有像现在这样猖獗——据估计，每年我国糖尿病患者至少增加 500 万人，平均下来，每天要增加 15000 人！多么让人害怕的数字。我国目前糖尿病患者人数居世界第一，发病情况有五个特点：患者多、后备军多、2 型糖尿病患者多、年轻化、不平衡（不同地区发病率相差悬殊）。

　　得了糖尿病怎么办，没患糖尿病的人如何远离它呢？

　　答案是改变生活方式，其中最重要的是"管住嘴，迈开腿"，也就是说饮食和运动是预防和治疗糖尿病最重要的内容，再配合药物、检查及教育等，我们就能很好地将糖尿病控制住。这就要求我们弄清楚：适合糖尿病患者吃的食物有哪些，如何健康地吃；如何挑选饮品；哪些食物要少吃或不吃；有糖尿病并发症的患者、特殊的糖尿病患者如何通过饮食合理控制病情。另外，不要忘了运动，长期坚持几项适合自己的运动，对糖尿病的防治能起到事半功倍的效果。

　　本书重点介绍了用饮食和运动的方法来防治糖尿病，希望能够帮助糖尿病患者解决所遇到的问题，改善糖尿病症状，一起享受和非糖尿病者一样的幸福生活。

目 录

CONTENTS

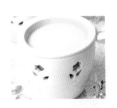
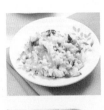
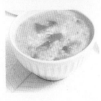

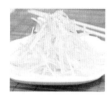
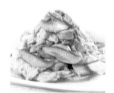

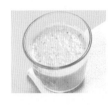

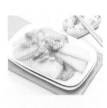

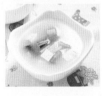

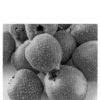
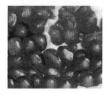
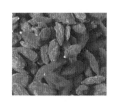

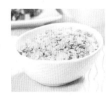

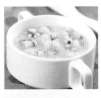

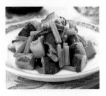

下篇 运动是最好的降糖药

PART 1

糖尿病合理运动的那些事

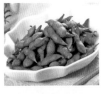
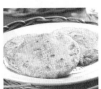

PART 2

安全有效的降糖运动处方

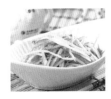

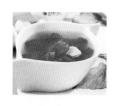
PART 3

制定饮食+ 运动计划的原则

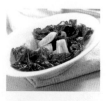

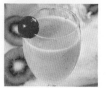

PART 4

饮食+运动计划，适合自己才行

用吃战胜糖尿病

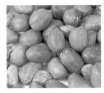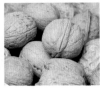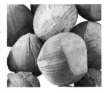

饮食+运动
糖尿病治疗的两大基石

饮食和运动是糖尿病治疗的两大基石，缺一不可。做到饮食和运动科学合理，并使二者达到和谐统一，才能使体重达到并长期维持在一个理想水平，这样才有利于降低血糖、血压，调整血脂，避免或延缓各种并发症的发生和发展。

饮食是糖尿病治疗的基础

科学的饮食是糖尿病治疗的基础，不管属于哪种类型的糖尿病，也不论病情轻重，都需要注重控制饮食。通过科学地调配饮食结构可以使病情得到改善。

· 平衡膳食很关键

所谓平衡膳食是指一种科学的、合理的膳食，这种膳食所提供的能量和各种营养素不仅全面，而且膳食的供给和人体的需要也保持平衡，既不过剩也不欠缺，并能照顾到不同年龄、性别、生理状态及各种特殊情况。平衡膳食是辅助糖尿病治疗的基础。

如何才能使膳食多样化、营养合理呢？"中国2型糖尿病防治指南"都为我们总结好了。膳食宝塔共分5层，包含每天应摄入的主要食物种类。膳食宝塔利用各层位置和面积的不同反映了各类食物在膳食结构中的地位和应占的比重。

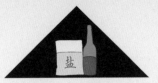

第五层
油25～30克、盐6克

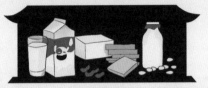

第四层
奶类及奶制品200～240克、大豆类及坚果30～50克

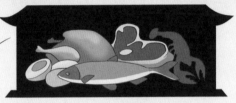

第三层
畜禽肉类50～75克、鱼虾类50～100克、
蛋类25～50克

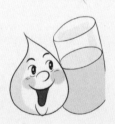

行走6000步

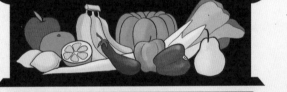

第二层
蔬菜类300～500克、水果类200～400克

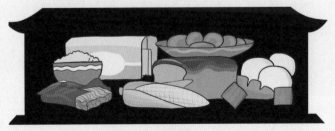

第一层
谷类、薯类及杂豆250～400克、水1200克

中国2型糖尿病防治指南（2010）

· 摄入量与消耗量保持平衡

糖尿病患者饮食摄入的总能量，应以维持理想体重或标准体重为原则。坚持每天摄入的能量与消耗的能量达到平衡，这样才能维持标准体重，保持身体健康。

· 合理摄入蛋白质

糖尿病患者每天蛋白质的摄入量为每天每千克体重 1 克左右，其中至少应有 1/2 的优质蛋白质。

富含优质蛋白质的食物
牛奶、畜肉、禽肉、蛋、水产、豆类及芝麻、瓜子、核桃、杏仁、松子等坚果

· 合理摄入脂肪

糖尿病患者的脂肪摄入量可根据自己的病情而定，一般 1 天需要量 = 标准体重（千克）×（0.6~1.0）（克）。饮食中饱和脂肪酸、单不饱和脂肪酸、多不饱和脂肪酸的比例以 1:1:1 为宜。血胆固醇过高或血脂异常患者，每日胆固醇摄入量应低于 200 毫克。

· 富含不饱和脂肪酸的食物

· 坚果

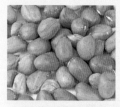
· 花生仁

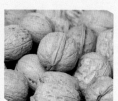
· 核桃

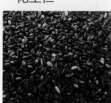
· 黑芝麻

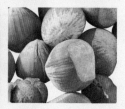
· 榛子

· 鱼类

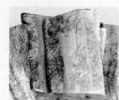
· 带鱼

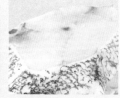
· 鳕鱼

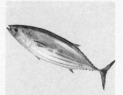
· 金枪鱼

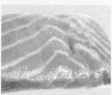
· 三文鱼

· 含较多饱和脂肪酸的食物

· 猪肉

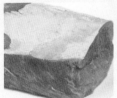

· 猪里脊

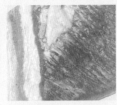

· 猪五花

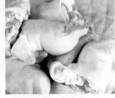

· 猪蹄

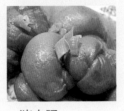

· 猪大肠

· 鸡肉

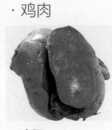

· 鸡肝

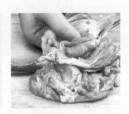

· 鸡腿肉

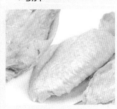

· 鸡翅

· 限制盐的摄入量

糖尿病非高血压患者每天盐的摄入量应控制在 6 克以下，高血压患者和糖尿病肾病患者不宜超过 3 克，如病情加重则限制更严，每日进盐量不应超过 1 克。

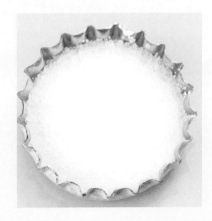

抹平的一啤酒瓶盖（不含皮垫），刚好盛盐 6 克

运动是糖尿病治疗不可缺少的一部分

运动是控制糖尿病症状的一个行之有效的基本方法，其治疗原理在于运动能促进肌肉对葡萄糖的利用，使胰岛素消耗减少，从而提高疗效。同时运动还可使肌肉更多地利用脂肪酸，降低血脂和血胆固醇，提高身体的抵抗力，改善全身的健康状况，减少并发症。

· 控制血糖

运动产生的体重降低效应常常伴随着糖化血红蛋白的下降，其降低空腹血糖作用与二甲双胍（降糖药）类似，可以使血糖降低 1.5～2 毫摩尔 / 升，餐后血糖常常可以降低超过 3 毫摩尔 / 升，其作用强于二甲双胍。这说明运动是降糖最有效的"药物"之一。

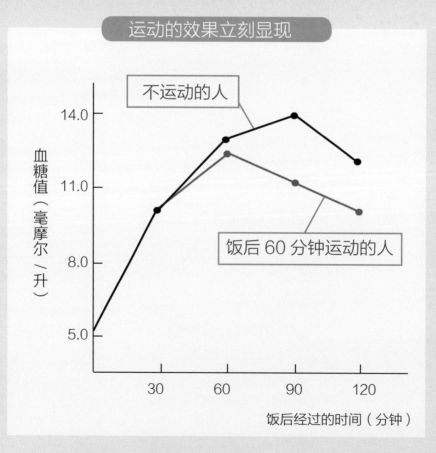

运动的效果立刻显现

不运动的人

饭后 60 分钟运动的人

血糖值（毫摩尔／升）

饭后经过的时间（分钟）

·降低血压

通常有氧运动对正常人的血压影响较小，但对高血压患者的血压则影响较大，研究表明，有氧运动能够使收缩压和舒张压分别下降 11 毫米汞柱和 6 毫米汞柱，长期坚持能全面改善健康状况，而且有利于体重控制，这样又促进了血压的下降，因而步入良性循环。高血压与糖尿病互为促发的因素，血压控制好，有利于糖尿病的预防和治疗。

·改善血脂

运动可以降低血压和血脂，有抗动脉粥样硬化的作用。对预防大血管病变有着确定的效果。2011 年，世界糖尿病联盟（亚太区）会议指出，运动可以帮助糖尿病患者延长寿命 12 ~ 14 年，与这方面的作用很有关系。因为动脉粥样硬化引起的心脑血管意外是糖尿病患者早亡的主要原因。

·改善情绪

运动不仅可以使糖尿病患者身体健康，运动后还会觉得心情愉悦、情绪放松。可以说运动是使人减轻压抑、焦虑和抑郁情绪的"天然药物"。糖尿病患者经常做些力所能及的运动，可以克服患病后的恐惧、消极等不良心态，有利于血糖的稳定。

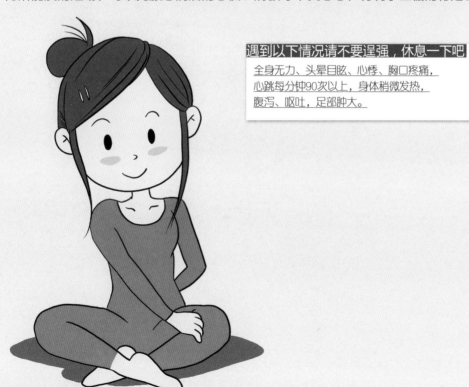

遇到以下情况请不要逞强，休息一下吧
全身无力、头晕目眩、心悸、胸口疼痛，
心跳每分钟90次以上，身体稍微发热，
腹泻、呕吐，足部肿大。

上 篇

糖尿病 ≠
不敢吃不敢喝

PART 1

糖尿病不愁吃

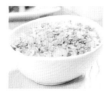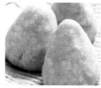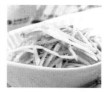

吃这些副食时需要减少主食量

需要减少主食量的副食有两种：一种是如肉类（特别是肥猪肉、鸭肉、鹅肉）、蛋黄及芝麻酱、花生、瓜子、榛子、松仁等脂肪含量较高的食物，过多摄入脂肪含量较高的食物可引起身体肥胖、血脂增高，而且脂肪在体内会变成糖，对控制血糖非常不利；另一种是像薏米、红豆、绿豆、土豆、红薯、山药、芋头、菱角、蚕豆、豌豆等碳水化合物含量为 15%～20% 的食物。这些含碳水化合物较高的食物不宜吃得太多，否则会直接影响血糖，使餐后血糖升高。糖尿病患者特别是身体肥胖或超重的糖尿病患者，在过多食用以上两类副食时要计算能量并减少主食的量。

防止血糖值上升的食物组合

· 表示血糖值上升程度的GI

GI 是英文 Glycemic Index（血糖生成指数）的缩写。所谓 GI 就是显示一种食物是否容易使血糖值上升的一种指标，GI 值越高表明该种食物越容易使血糖值升高。

由于我们吃的每顿饭，一般不会只吃一种食物，因此，虽然说某种食物的 GI 值高，但混合搭配后，可能会使整体 GI 值降低。

· GI高、中、低衡量标准

低 GI 食物	中 GI 食物	高 GI 食物
GI<55%	GI=55%～70%	GI>70%

· 降低GI值的食物组合

·【高、中GI食物+低GI食物】

高、中 GI 食物与低 GI 食物一起烹调，可以制作出中 GI 的膳食。比如用大米加绿豆蒸米饭，吃面包的时候喝些牛奶。

·【主食+蛋白质】

煮面条的时候加个鸡蛋，包饺子时馅料中加些瘦肉或豆制品等，都是不错的降低主食升糖速度的方法。

·【食物+醋调味】

在食物中加些醋调味，醋中的酸性物质，可使整个膳食的 GI 降低。

· 米饭的GI值取决于食物组合方式

食物组合方式	GI值
紫菜包饭	94
蛋炒饭	88
咖喱饭	82
米饭 + 鱼	37
米饭 + 芹菜 + 猪肉	57.1
米饭 + 蒜薹	57.9
米饭 + 蒜薹 + 鸡蛋	68

· 面食的GI值取决于食物组合方式

食物组合方式	GI值
芹菜猪肉馅包子	39.1
牛肉面	88.6
馒头 + 酱牛肉	49.4
馒头 + 韭菜炒鸡蛋	48
发面饼 + 木耳炒鸡蛋	48.4

· 低GI食物表

类别	食物举例
谷类	极少加工的粗粮，如整粒煮过的小麦、大麦及黑麦，麦麸、通心粉、强化蛋白质的面条、玉米面粥等
乳类及其制品	几乎所有的乳类都是低 GI 的食物，如牛奶、全脂奶粉、脱脂奶粉、酸乳酪、牛奶蛋糕、奶粉等
薯类	经过特殊处理的薯类制品，如土豆粉条、藕粉、魔芋等
水果类	含果酸较多的水果，如苹果、桃、杏干、梨、樱桃、猕猴桃等
即食食品	全麦型或高膳食纤维食品，如全麦面包、荞麦方便面等
混合膳食	混合膳食的 GI 依赖食物的种类和比例，常见的有包子、饺子、馄饨、猪肉炖粉条等

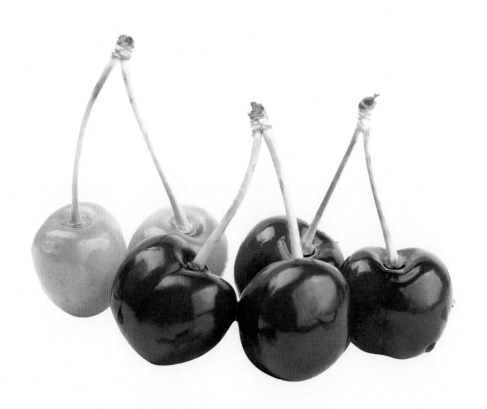

· 中GI食物表

类别	食物举例
谷类	粗麦粉、大麦粉、玉米面粗粉、甜玉米、小米粥、荞麦面馒头、杂面窝头（玉米面＋面粉）等
蔬菜类	根类、果类蔬菜，如牛蒡等
水果类	热带水果、水果制品等，如菠萝、芒果、香蕉、葡萄干等
薯类	水分少的薯类，如红薯、山药、微烤土豆等
即食食品	黑麦面包、汉堡、炸土豆片、比萨、酥皮糕点、冰激凌等
混合膳食	蔬菜少的膳食，如米饭搭配蒜薹鸡蛋等

· 高GI食物表

类别	食物举例
谷类	精制食物，如白面面条、富强粉馒头、烙饼、油条、黏米饭、糯米粥等
蔬菜类	如南瓜、胡萝卜等
水果类	荔枝等
薯类	水分多、糊化好的薯类，如土豆泥、煮红薯等
即食食品	精白面包、苏打饼干、华夫饼干、蜂蜜等

先吃菜 后吃饭血糖好

糖尿病患者就餐时先吃点蔬菜再吃饭，有助于平稳血糖并减少血糖的变动幅度。糖友们只要用餐时稍加注意进食顺序，就能对稳定血糖起到较好的作用。

糖尿病患者可以尝试一下蔬菜→主食→肉类→汤的进食顺序，对稳定血糖有益。这是因为，蔬菜里面富含膳食纤维，可延长碳水化合物的分解时间，从而延迟糖分在小肠里的吸收，能延缓餐后血糖的剧烈升高。另外，开始先吃些升高血糖速度较慢的蔬菜，再吃升高血糖速度快的主食等食物，这样吃下的升高血糖速度快的食物就很有限了，一定程度上有助于餐后血糖的控制。

吃盒饭的进食顺序

上班的糖尿病患者，如果中午吃的是盒饭，进餐时应先吃蔬菜，然后吃些主食，接着吃肉或鱼等主菜，如果有汤要放在最后喝。一餐的食物种类尽量丰富一些，有助于减缓餐后血糖的上升。

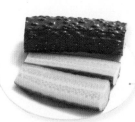

1. 先吃黄瓜、萝卜等小咸菜

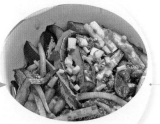

2. 炖茄子

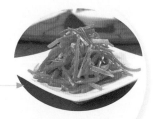

3. 清炒胡萝卜丝

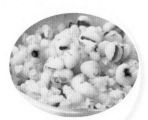

5. 蒸杂米饭

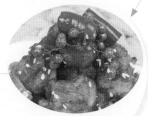

4. 红烧鸡肉

在外就餐时如何点菜

得了糖尿病并不是这也不能吃那也不能吃，不是患有糖尿病就要和红烧肉、狮子头等肉食绝缘，如果控制好食物的总量和种类，偶尔在外就餐也无妨。下面介绍一些糖友们在外就餐的点菜技巧。

凉拌菜和蒸菜是首选

一般来讲，凉拌菜中油、盐等调味料的用量不多，其中的脂肪和钠的总量较容易控制，是比较适合糖友们点的菜。制作凉拌菜的蔬菜及其他食材最好能用热水焯一下，这样更卫生。另外，蒸菜也比较适合糖友们吃，作为一种热菜的做法，在盐和油控制得当，加水少的情况下，营养还不容易流失。

应点"急火快炒"的炒菜

炒菜是在外就餐时的常见菜式，糖友们点菜时应点"急火快炒"的炒菜，比如炒韭菜、炒油菜等。这样食物中维生素等营养成分流失得少，有助于糖友们预防皮肤干裂、口腔溃疡等症状。

炖煮的菜应少点

可能许多人都认为炖煮的菜比较少油，其实不然。在餐馆里常见的水煮鱼用油量非常多；炖菜由于烹饪时间较长，导致食物中的营养成分破坏较多。所以，糖友们应少点炖煮的菜。

尝试写写生活日记吧

糖友们要学会记生活日记，如果能够以日记的形式将自己的进食时间、内容、运动情况等记录下来，就会发现自己是否在不知不觉中改掉了进食过量或偏食等习惯。

生活日记的作用

1. 有利于了解自己每天或一个阶段的实际饮食量、运动量或药物用量是否按医嘱进行。
2. 有利于营养师和内分泌医生对饮食、运动、药物治疗效果的系统了解和调整。
3. 有利于自己对糖尿病综合治疗疗效规律的洞察和把握，如果主食控制不科学，血糖必然要升高。
4. 有利于糖尿病并发症的早期发现和治疗。

·最好能随身携带一本袖珍一些的日记本，方便装在口袋中，这样可以随时随地、方便详细地记录自己一天的生活情况。

· 生活日记范例

· 生活日记　　　　2014.8.5

时间	食谱	运动情况	用药情况
6：30 ~ 7：00	花卷70克，豆浆200克，番茄100克	饭后15分钟做降糖体操10分钟	无用药
11：30 ~ 12：00	米饭200克，肉炒圆白菜（圆白菜100克、瘦肉25克），小白菜汤（小白菜150克）	饭后15分钟去散步30分钟	午餐前半小时注射胰岛素
18：30 ~ 19：00	丝糕115克，鸡丝炒青椒（青椒150克、鸡胸肉80克），清炒菠菜（菠菜100克）	饭后30分钟去打乒乓球30分钟	晚餐前半小时口服降糖药

巧妙减少饮酒量的方法

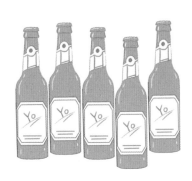
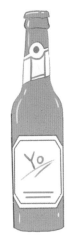

不要购买过多的酒放在家中，最好只买够一顿饭喝的酒。

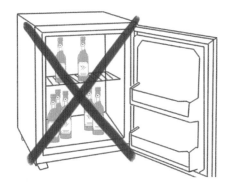

不要在冰箱内冷藏过多的啤酒等酒类，只冷藏够一次喝的。

· **安全饮酒量**

男性：酒精含量25克/天
饮酒量：2500÷酒精度数
女性：酒精含量15克/天
饮酒量：1500÷酒精度数

· 糖尿病患者能不喝酒就不喝。

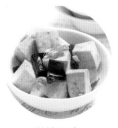

海带炖豆腐

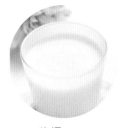

生奶

那些不想失去饮酒乐趣的糖尿病患者，饮酒前或饮酒中可以适量吃一些富含 B 族维生素的食物，它们可以帮助酒精的代谢，如牛奶、海带炖豆腐等，且能量也不高。

糖友们一定要知道的烹调小技巧

· 小白菜、小油菜、萝卜缨这样小棵的蔬菜不要切，整棵烹调比较好。

降低食物GI的烹调方法

1. 蔬菜能不切就不切，豆类最好整粒吃

薯类、蔬菜等不要切得太小或制成泥状，尽量切成中等大小，这样在吃的时候就要多嚼几下，能促进肠道蠕动，对控制血糖有好处。

2. 急火煮，少加水

食物的生熟、软硬、稀稠、颗粒大小决定了食物的GI。食物加工时间越久，温度越高，水分越多，糊化就越好，食物的GI就越高、升糖越快。

3. 增加主食中蛋白质的含量

增加主食中优质蛋白质的含量，会使主食获得不同的GI。饺子、包子等面食是北方常吃的食物，蛋白质、膳食纤维含量都高，是一种中、低GI食品。

有利于血糖控制的煮粥法

1. 煮大米粥时加些粗粮

大米粥的升糖作用是所有粥中最强的。研究发现，在熬制大米粥时如果能加一些粗粮，可以明显降低大米粥的升糖作用。一般来说，糖尿病患者煮大米粥时大米与粗粮的比例最好是2:1。适合加在大米中的粗粮主要有糙米、玉米、小米、黑米、大麦、燕麦、荞麦等。

2. 粥不要熬得太烂

谷类食物熬得越烂，糊化程度就越高，升糖作用也就越强。

烹调小技巧

· 减少食物中隐性脂肪的方法

方法一	若是炒肉、烤鸡翅、烧鸡翅，可以先加些调料，如姜片、花椒、料酒，用水煮十几分钟，既可以去除隐性脂肪，还可以调味。
方法二	吃些不善吸油的蔬菜，例如青椒、木耳等。
方法三	拌凉菜时，可将菜焯熟晾凉，加入盐拌匀，最后加几滴香油提味，脂肪含量自然比炒菜低得多。还可以加醋、芥末、姜汁，也可以把香油换成几滴辣椒油或花椒油。

· 正确烹调食物

1. 蔬菜类煮前再洗切，先洗后切；油炒时大火快炒；水煮时水开后再下锅，且不要加锅盖；烹调蔬菜时不要为了翠绿颜色而加碱；烹调时间不宜过长，这些都能避免营养素的过多流失。

2. 油脂加热温度过高会产生有害物质，所以烹调时不要把油加热至冒白烟再放入食材；新油、旧油要分开存放，不要混合使用；色拉油不宜用来油炸食物；炸过的油应滤除残渣，不要再继续油炸食物，应以煎、炒方式尽快用完；当油脂颜色变黑、质地黏稠、浑浊不清、有气泡时，表明油脂已变质，不可再使用，以免危害身体健康。

· 低油且不失好味道的烹调方法

1. 水煮蔬菜时，不需要全然无油，滴几点香油可以减少蔬菜的干涩。

2. 当少油炒蔬菜时，等油热了之后，先倒入半杯水，油水煮开再加入蔬菜拌炒，也可避免蔬菜的干涩。

3. 将肉丝调味后，加些淀粉拌匀，再放入滚水中汆烫捞起，让肉丝不需要过油也能滑嫩可口。

4. 用小鱼干给汤调味，可以不需要加排骨，也能让冬瓜汤等菜汤一样味道鲜美。

· 给食物增加分量感的窍门

　　分量感十足的一餐饭，不仅能控制能量的摄入，而且能够让人吃饱。要达到这种效果，可以在食材和盛装、吃法等方面下功夫。

1. 不要用一个大盘子来盛装各种各样的菜肴，可以将每种菜肴分别用小碟盛装，这样看起来餐桌上的食物会很丰盛。另外，可以用小碗盛放米饭，与用大碗只盛一点相比，用小碗盛放适量米饭看去分量感会更多一些。

2. 可以在肉食中加入蔬菜、蘑菇、海带等。这样可使菜肴看上去分量十足。

3. 可以在米饭中加一些配菜，比如黄瓜、菠菜、生菜、虾肉、带骨的鸡肉等，这样米饭的分量感足，感觉能吃饱，还能增加营养。

· 美味的减盐烹调方法

1. 做菜时少放盐，用柠檬汁、橘皮、孜然、胡椒粉、香菜等代替部分盐来调味。

2. 烹饪起锅前将盐撒在食物上，这时盐附着于食物表面，既能感觉到明显的咸味，又不至于过量。

3. 用自来水冲洗金枪鱼罐头、鲑鱼等，可以减少30%的盐。

4. 经常在菜里面放点醋，可以减少盐的用量。

5. 做汤基本不放油、盐，做清汤，适量放些虾皮、紫菜来提鲜。

6. 餐馆做菜常使用较多的盐、味精等调味，因此应尽量减少在外用餐的次数。

各种食品和调味料中的钠含量

·小于1克

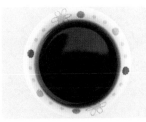

·醋：0.26克

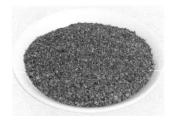

·辣椒粉：0.1克

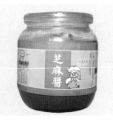

·芝麻酱：0.04克

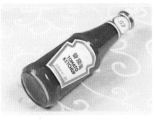

·番茄酱：0.04克

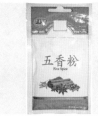

·五香粉：0.03克

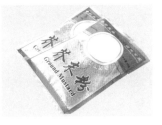

·芥末：< 0.01克

·大于1克

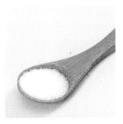

·盐：39.3克

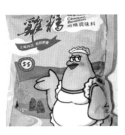

·鸡精：18.9克

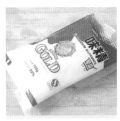

·味精：8.2克

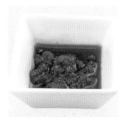

·豆瓣酱：6.0克

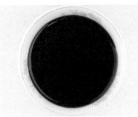

·酱油：5.8克

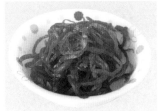

·榨菜：4.3克

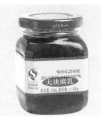

·腐乳：2.5克

肉类的选择和烹调方法

· 肉类的选择

很多人都有这种体会，吃了肉食就不容易饿，如果只吃素食就容易饿。因此，适当吃肉对糖尿病患者是有利的。但从另一个角度来看，肉食含脂肪较多，过量食用对控制血糖、血脂和体重不利。

糖尿病患者吃肉要适量，一天吃 50～75 克就可以了。至于吃哪种肉比较合适，应该说糖尿病患者各种肉都能吃，但是从含有脂肪酸的角度来看，鱼肉好于鸡、鸭、鹅肉，鸡、鸭、鹅肉又比猪、牛、羊肉好。

总的来说，在食用肉类的时候，要尽量选择脂肪较少的部位。即便同是牛肉、猪肉、鸡肉，选择的部位不同，脂肪含量也有很大的不同，这意味着摄入的能量也有相当大的差异。

糖尿病患者可以参照下页（33 页）的肉类能量图，根据各种肉类不同部位所含的能量来决定食用哪一部位。以猪肉为例，大里脊部位的肉（与大排骨相连的瘦肉，而小里脊则是脊椎骨内侧的一条肌肉）能量最低，您去超市或菜市场时尽量购买这个部位的猪肉，对控制能量的摄入有益。另外，必须食用含肥肉较多的肉类时，在烹调之前应该把肥肉切掉。

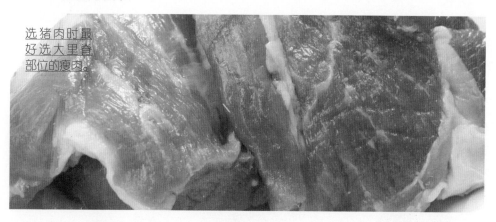

选猪肉时最好选大里脊部位的瘦肉。

· 肉类的烹调方法

选择好要食用的部位后，接下来的关键就是烹调方法了。如果采用油炸、煎等烹调方法，除了食物本身所含的脂肪，还会摄入多余的油脂。所以烹调肉类尽量清蒸、水煮，避免油炸、煎，以减少摄入过多的油脂。

· 肉（100克）中所含的能量

牛肉

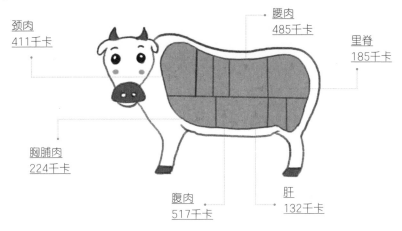

颈肉
411千卡

腰肉
485千卡

里脊
185千卡

胸脯肉
224千卡

腹肉
517千卡

肝
132千卡

鸡肉

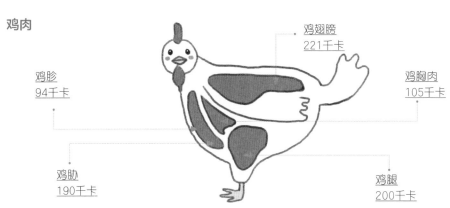

鸡翅膀
221千卡

鸡胗
94千卡

鸡胸肉
105千卡

鸡胁
190千卡

鸡腿
200千卡

猪肉

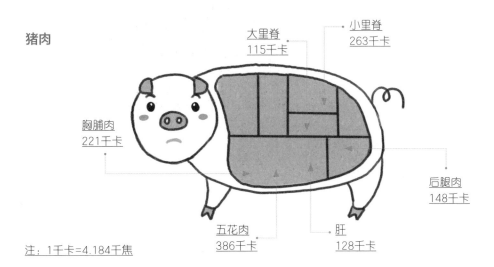

大里脊
115千卡

小里脊
263千卡

胸脯肉
221千卡

后腿肉
148千卡

五花肉
386千卡

肝
128千卡

注：1千卡=4.184千焦

给米饭加点儿"料"

米饭是我们日常生活中非常普遍的主食，但是饭中含有碳水化合物，容易升高血糖。那么糖尿病患者是不是就不能吃米饭了呢？不是的。对糖尿病患者而言，如何制作米饭对血糖的影响最小呢？

· 给米饭加点豆

黑豆、青豆、黄豆等各种豆类富含膳食纤维，同时还能提供丰富的优质蛋白质，能提高饱腹感。人体对豆类的消化速度大大低于米饭或米粥，用大米和豆子 1:1 配合烹制，能使米饭或米粥的饱腹感明显增强。

· 给米饭加点菜

蔬菜中的膳食纤维能增加米饭的体积，其中的大量水分可以稀释能量，还能延缓胃排空，所以蒸米饭时不妨加一些蘑菇、笋丁等膳食纤维含量高的食物同吃，既能丰富营养，又能提高饱腹感。

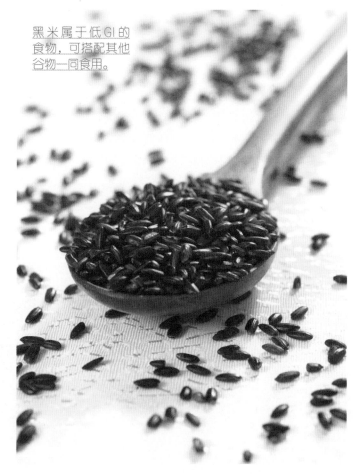

黑米属于低 GI 的食物，可搭配其他谷物一同食用。

· 给米饭加点色

黑米、紫米等有色米的 GI 较低。另外，黑米、紫米等有色米富含膳食纤维，其外层的有色物质可以延缓消化速度，也能提供大量的花青素类抗氧化成分，帮助糖尿病患者预防心血管病。

PART 2

平稳降糖的八大营养素

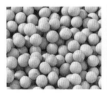
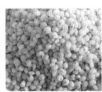

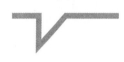

维生素B₁

预防微血管病变

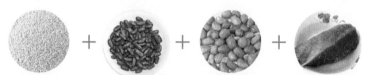

维生素B₁降糖的好处

维生素 B₁ 参与碳水化合物与脂肪的代谢，帮助葡萄糖转变成能量，控制血糖升高，还可以维持糖尿病患者正常的糖代谢和神经传导功能，保护微血管健康，预防高血糖引起的肾脏细胞代谢紊乱、微血管病变（如肾病）的发生。

· 建议日摄取量：男1.4 毫克，女1.2毫克

80克小米   80克芸豆   75克花生仁   80克猪肉

1.2~1.4毫克的维生素B₁，相当于每天吃80克小米饭+80克芸豆+75克花生仁+80克猪肉。

· 富含维生素B₁食物明星榜

食材	每百克含量（毫克）	每天推荐食用量（克）
花生仁	0.72	50
黑芝麻	0.66	20
黄豆	0.41	40
枸杞子	0.35	15
小米	0.33	50
绿豆	0.25	40

· 这样吃更健康

1. 维生素B₁同其他B族维生素一起摄入，能促进人体的吸收，因此，食用富含维生素B₁的食物的同时，还应搭配一些其他富含B族维生素的食物，如维生素B₂、维生素B₆等。

2. 对于饭后需要服用胃酸抑制剂的患者，由于药物会造成维生素B₁的流失，因此需要酌情增加维生素B₁的量，以免机体出现维生素B₁缺乏。

主要食物来源

·肉类

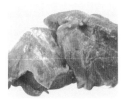

·猪肉0.22毫克

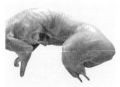

·兔肉0.11毫克

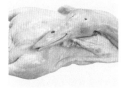

·鸭肉0.08毫克

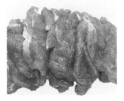

·羊肉0.05毫克

·谷物类

·小麦0.40毫克

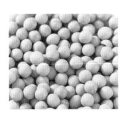

·黄豆0.41毫克

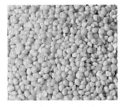

·小米0.33毫克

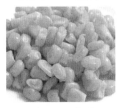

·玉米0.16毫克

·蔬菜类

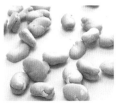

·蚕豆0.37毫克

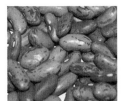

·芸豆0.37毫克

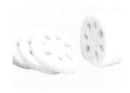

·藕0.09毫克

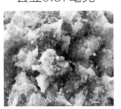

·西蓝花0.09毫克

·其他类

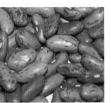

·花生仁0.72毫克

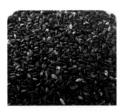

·黑芝麻0.66毫克

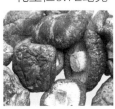

·香菇0.19毫克

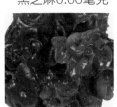

·木耳0.17毫克

维生素B₂

帮助碳水化合物的分解与代谢

维生素B₂降糖的好处

维生素 B₂ 可以帮助体内碳水化合物的分解和代谢，提高糖尿病患者对环境的应激适应能力，清除体内自由基，从而保护胰岛细胞，使胰岛素能正常分泌，保持血糖稳定。

· 建议日摄取量：男1.4毫克，女1.2毫克

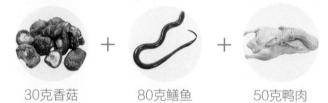

30克香菇 + 80克鳝鱼 + 50克鸭肉

1.2~1.4毫克维生素B₂，相当于每天吃30克香菇+80克鳝鱼+50克鸭肉。

· 富含维生素B₂食物明星榜

食材	每百克含量（毫克）	每天推荐食用量（克）
香菇	1.26	20~30
蘑菇	1.10	20~30
紫菜	1.02	15
杏仁	0.56	10~20
鸭肉	0.32	60

· 这样吃更健康

吃维生素 B₂ 丰富的食物时，可搭配富含维生素 C 的食物，因为后者能够促进人体对维生素 B₂ 的吸收，从而帮助糖尿病患者降糖。

主要食物来源

·蔬菜、豆类

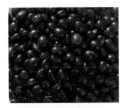

·黑豆0.33毫克

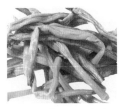

·黄花菜0.21毫克

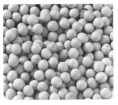

·黄豆0.20毫克

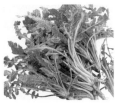

·荠菜0.15毫克

·菌类

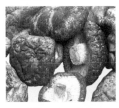

·香菇1.26毫克

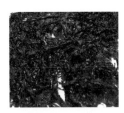

·紫菜1.02毫克

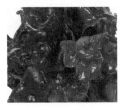

·木耳0.44毫克

·银耳0.25毫克

·鱼、肉类

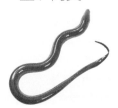

·鳝鱼0.98毫克

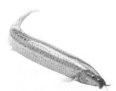

·泥鳅0.33毫克

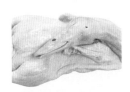

·鸭肉0.32毫克

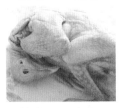

·鸽肉0.20毫克

·水果、坚果类

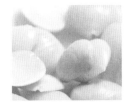

·杏仁0.56毫克

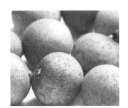

·桂圆0.39毫克

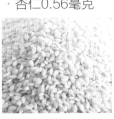

·白芝麻0.26毫克

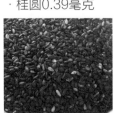

·黑芝麻0.25毫克

维生素C

增强胰岛素功能

维生素C降糖的好处

维生素C可促进胰岛素分泌，提高组织对胰岛素的敏感性，增强胰岛素的作用，调节糖代谢，稳定血糖。维生素C还有抑制醛糖还原酶的作用，可以延缓或改善糖尿病心脑血管病变及周围神经病变等。

·建议日摄取量100毫克

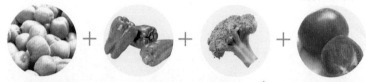

| 50克猕猴桃 | 50克青椒 | 50克菜花 | 70克番茄 |

100毫克维生素C大约相当于每天吃50克猕猴桃＋50克青椒＋50克西蓝花＋70克番茄。

·富含维生素C食物明星榜

食材	每百克含量（毫克）	每天推荐食用量（克）
芥蓝	76	100
番石榴	68	100~200
猕猴桃	62	100~200
青椒	62	100
西蓝花	51	50~100
藕	44	200

·这样吃更健康

1. 糖尿病患者在摄取富含维生素C的食物的同时，可以搭配富含B族维生素的食物，如谷类、坚果类、鸡蛋等，可以提高机体的免疫力，有助于预防疾病的发生。

2. 糖尿病患者在食用番茄、青椒等富含维生素C的食物时，可以搭配富含维生素E的食物一同吃，如鸡蛋，能相互促进吸收。

主要食物来源

· 水果类

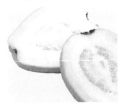
· 番石榴68毫克

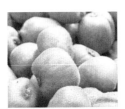
· 猕猴桃62毫克

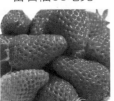
· 草莓47毫克

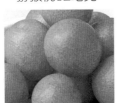
· 金橘35毫克

· 根茎、瓜茄类蔬菜

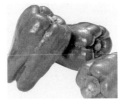
· 青椒62毫克

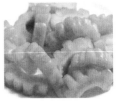
· 苦瓜56毫克

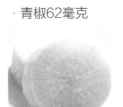
· 白萝卜21毫克

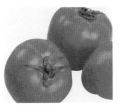
· 番茄19毫克

· 其他蔬菜

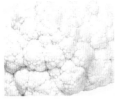
· 菜花61毫克

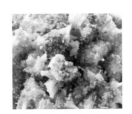
· 西蓝花51毫克

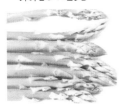
· 芦笋45毫克

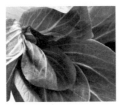
· 油菜36毫克

· 热带水果

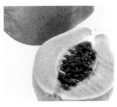
· 木瓜43毫克

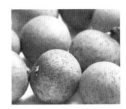
· 桂圆43毫克

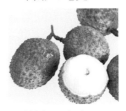
· 荔枝41毫克

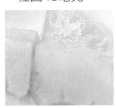
· 菠萝18毫克

钙

传递分泌胰岛素的信息

钙降糖的好处

钙能够传达"分泌胰岛素"的信息——血糖升高时，钙将"身体需要胰岛素调节"的信息传给胰岛，促使胰岛素分泌，来平衡血糖，防止血糖过高。人体缺乏钙会导致胰岛素分泌异常，从而引起血糖升高。

· 建议日摄取量800毫克

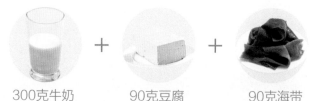

300克牛奶　＋　90克豆腐　＋　90克海带

800毫克的钙相当于每天喝300克牛奶，吃90克豆腐+90克海带。

· 富含钙食物明星榜

食材	每百克含量（毫克）	每天推荐食用量（克）
黑芝麻	780	20
白芝麻	620	20
草虾	403	30~50
泥鳅	299	80
牛奶	104	300

· 这样吃更健康

1. 糖尿病患者如果胃酸分泌正常或偏多，可以选择碳酸钙作为钙质补充剂，能起到中和胃酸和补钙的双重作用。

2. 维生素D和钙是很好的搭配，糖尿病患者在选择钙质丰富的食物时，还要注意补充维生素D，最简单的办法就是晒太阳，可以促进钙质吸收。

·蔬菜类

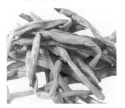

·黄花菜301毫克

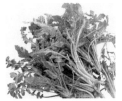

·荠菜294毫克

·豆类、豆制品、奶类

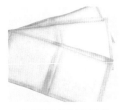

·豆腐干308毫克

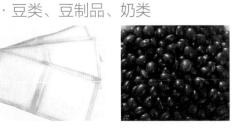

·黑豆224毫克

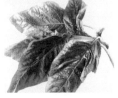

·苋菜187毫克

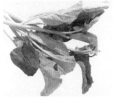

·芥蓝128毫克

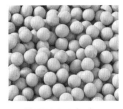

·黄豆191毫克

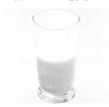

·牛奶104毫克

·鱼、虾、贝类

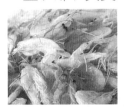

·虾皮991毫克

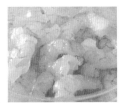

·虾仁555毫克

·其他类

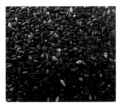

·黑芝麻780毫克

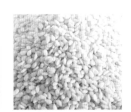

·白芝麻620毫克

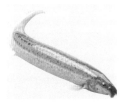

·泥鳅299毫克

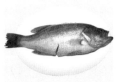

·鲈鱼138毫克

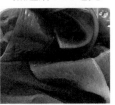

·海带348毫克

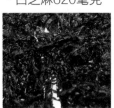

·紫菜264毫克

镁

提高胰岛素敏感性

镁降糖的好处

镁是糖代谢过程不可或缺的元素，镁对促进胰岛素分泌起重要作用，可提高胰岛素敏感性，降低血糖。缺镁会造成机体对胰岛素的反应能力下降，容易导致血糖升高。

· 建议日摄取量330毫克

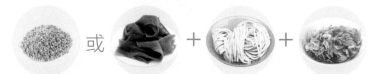

| 130克荞麦 | 或 | 100克海带 | + | 100克豆腐丝 | + | 30克虾皮 |

330毫克的镁含量相当于吃130克荞麦或100克海带+100克豆腐丝+30克虾皮。

· 富含镁食物明星榜

食材	每百克含量（毫克）	每天推荐食用量（克）
榛子	420	25~30
杏仁	275	10~20
葵花子	267	25
荞麦	258	60
黄豆	199	40
花生仁	178	40

· 这样吃更健康

糖尿病患者进食含镁丰富的食物时，可以搭配富含钙的食物，两者能够相互促进吸收，补充镁的同时，也能增加补钙的效果，防止钙质的缺乏。

主要食物来源

· 豆类及豆制品

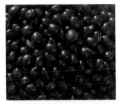

· 黑豆243毫克

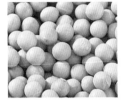

· 黄豆199毫克

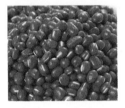

· 红豆138毫克

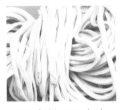

· 豆腐丝127毫克

· 菌藻类

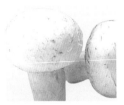

· 口蘑167毫克

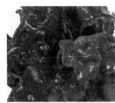

· 木耳152毫克

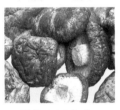

· 香菇147毫克

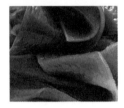

· 海带129毫克

· 坚果类

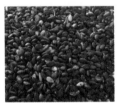

· 黑芝麻290毫克

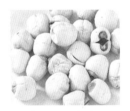

· 莲子242毫克

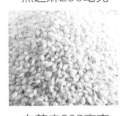

· 白芝麻202毫克

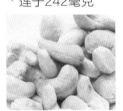

· 腰果153毫克

· 其他类

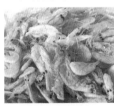

· 虾皮265毫克

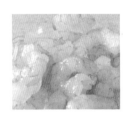

· 虾仁236毫克

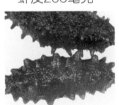

· 海参149毫克

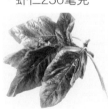

· 苋菜119毫克

锌

促进胰岛素原的转化

锌降糖的好处

锌是胰腺制造胰岛素的必要元素，促进胰岛素原的转化，使得血清中的胰岛素水平提升，加强机体对葡萄糖的利用，从而起到稳定血糖的作用。人体缺锌会使胰岛素分泌失常，甚至合成都受到影响，进而引发糖尿病。

· 建议日摄取量：男12.5毫克，女7.5毫克

 +

120克香菇　　　　　50克牛肉

女性吃90克香菇即可，男性可吃120克香菇+50克左右的牛肉即可。

· 富含锌食物明星榜

食材	每百克含量（毫克）	每天推荐食用量（克）
牡蛎	9.39	50
松子	9.02	20~30
南瓜子	7.12	25
黑芝麻	6.13	20
榛子	5.83	25~30
牛肉	4.73	50

· 这样吃更健康

蛋白质、维生素 D、钙等营养素，能促进机体对锌的吸收，补锌的时候不妨合理选择一些富含这些营养素的食物，既能帮助稳定血糖，还有利于营养吸收。

主要食物来源

· 豆类及豆制品

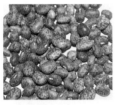

· 干豇豆5.74毫克

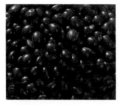

· 黑豆4.18毫克

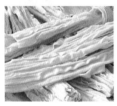

· 腐竹3.69毫克

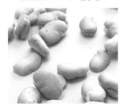

· 蚕豆3.42毫克

· 菌藻类

· 口蘑9.04毫克

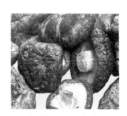

· 香菇8.57毫克

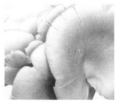

· 蘑菇6.29毫克

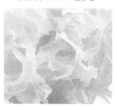

· 银耳3.03毫克

· 鱼、虾、贝类

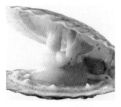

· 扇贝11.69毫克

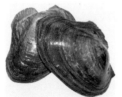

· 河蚌6.23毫克

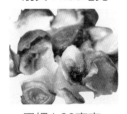

· 田螺4.60毫克

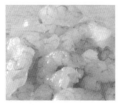

· 虾仁3.82毫克

· 坚果类

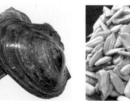

· 葵花子5.91毫克

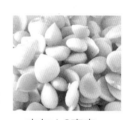

· 杏仁4.3毫克

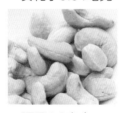

· 腰果4.3毫克

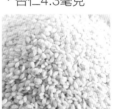

· 白芝麻4.21毫克

硒

硒降糖的好处

微量元素中的胰岛素

硒被称为"微量元素中的胰岛素"，能够促进葡萄糖运转，防止胰岛细胞被氧化破坏，有修复受损的胰岛细胞功能，从而促进糖的分解代谢，起到降糖的作用。

· 建议日摄取量60微克

| 350克手切面 | 或 120克大黄花鱼 | 或 50克干淡菜 |

60微克硒含量相当于吃350克手切面（标准粉），或50克干淡菜，或120克大黄花鱼。

· 富含硒食物明星榜

食材	每百克含量（微克）	每天推荐食用量（克）
虾仁	75.40	50
海参	63.93	40
蛤蜊	54.31	50
鳝鱼	34.56	50
腰果	34.00	30
杏仁	27.06	10~20

· 这样吃更健康

维生素E和硒是一对好搭档，能够保护细胞膜和不饱和脂肪酸。因此，糖尿病患者在食用含硒丰富的食物时，可以适当补充些维生素E，或者搭配食用维生素E含量丰富的食物。

主要食物来源

·鱼类

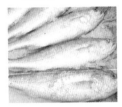

·小黄鱼55.20微克

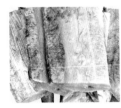

·带鱼36.57微克

·虾类、贝类

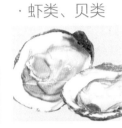

·牡蛎86.64微克

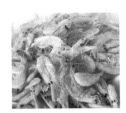

·虾皮74.43微克

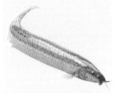

·泥鳅35.3微克

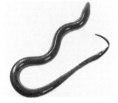

·鳝鱼34.56微克

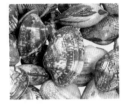

·蛤蜊54.31微克

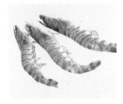

·基尾虾39.70微克

·禽肉类

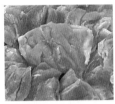

·鹅肉17.68微克

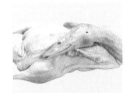

·鸭肉12.25微克

·其他类

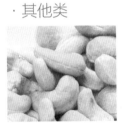

·腰果34.00微克

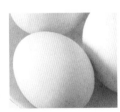

·鹅蛋27.24微克

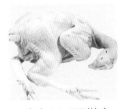

·鸡肉11.75微克

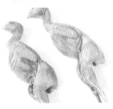

·鹌鹑肉11.67微克

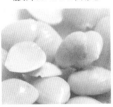

·杏仁27.06微克

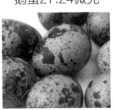

·鹌鹑蛋25.48微克

膳食纤维

延缓食物消化吸收

膳食纤维降糖的好处

　　膳食纤维进入胃肠后，吸水膨胀呈胶状，能延缓食物中葡萄糖的吸收，降低胰岛素需求量，减轻胰岛细胞的负担，增进胰岛素与受体的结合，起到降低餐后血糖的作用。膳食纤维还可提高胰岛素受体的敏感性，提高胰岛素的利用率。

· 建议日摄取量25～35克

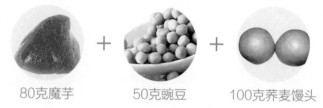

80克魔芋　　　　50克豌豆　　　　100克荞麦馒头

25克~35克膳食纤维相当于吃80克魔芋、50克豌豆和100克荞麦馒头。

· 富含膳食纤维食物明星榜

食材	每百克含量（克）	每天推荐食用量（克）
黄豆	15.5	40
大麦	9.9	60~80
红豆	7.7	30
玉米面	5.6	70
绿豆	6.4	40
菠菜	4.5	80~100

· 这样吃更健康

1. 膳食纤维在一定程度上阻碍了钙、铁、锌等元素的吸收，在补充膳食纤维的同时，还应适量多吃些富含钙、铁、锌的食物，能防止矿物质的缺乏。

2. 每天膳食纤维的摄入量最好不要超过建议摄取量，不然会造成腹胀、消化不良等，对蛋白质的消化吸收也不利。

主要食物来源

·粮食

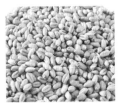

·小麦10.8克

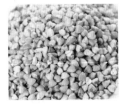

·荞麦6.5克

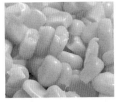

·玉米5.6克

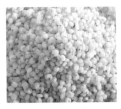

·高粱米4.3克

菌藻类

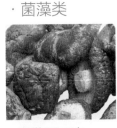

·香菇32.3克

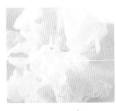

·银耳30.4克

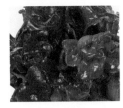

·木耳29.9克

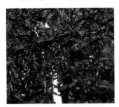

·紫菜21.6克

·干豆类

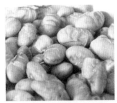

·青豆12.6克

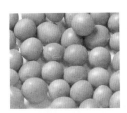

·干豌豆10.4克

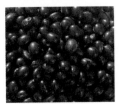

·黑豆10.2克

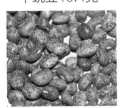

·干豇豆7.1克

·坚果类

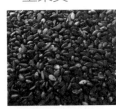

·黑芝麻14.0克

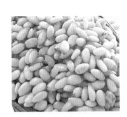

·松子仁10.0克

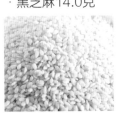

·白芝麻9.8克

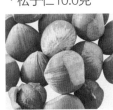

·榛子9.6克

· 水果类

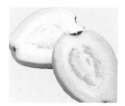

· 番石榴5.9克

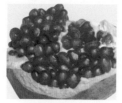

· 石榴4.8克

· 其他类

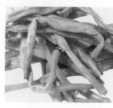

· 鲜黄花菜7.7克

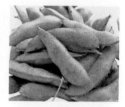

· 毛豆4.0克

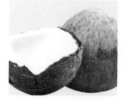

· 椰子4.7克

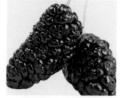

· 桑葚4.1克

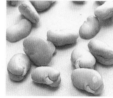

· 蚕豆3.1克

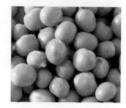

· 鲜豌豆3.0克

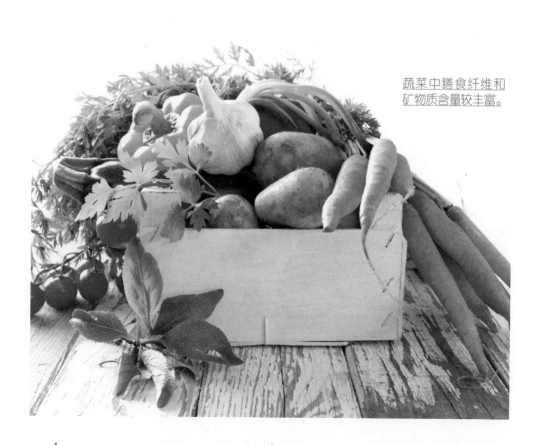

蔬菜中膳食纤维和
矿物质含量较丰富。

一定要推荐的食物

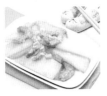

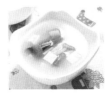

五谷类

玉 米

GI
55

能量
（每100克，下同）

106千卡

稳定血糖

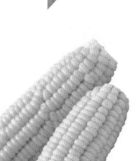

降糖功效全记录

玉米中富含谷胱甘肽，能清除对胰岛素不利的自由基，可以稳定机体的血糖水平。另外，玉米中还有丰富的膳食纤维以及镁元素，膳食纤维能降低血糖、血脂，改善糖耐量，而镁则能强化胰岛素功能。

对哪种并发症有益

·心脑血管疾病

玉米胚芽富含不饱和脂肪酸（亚油酸含量高达 60% 以上），与其所含的维生素 E 一起，可以降低血液胆固醇浓度，防止其在血管壁上沉积，对高血压、血脂异常、冠心病等心脑血管疾病有积极预防作用。所以吃煮玉米时，要吃干净些，不要浪费了宝贵的玉米胚芽。

这样吃更健康

1. 吃玉米最好选择蒸煮食用，这样可最大限度地激发其抗氧化活性，有利于糖尿病患者健康。

2. 在烹调玉米时，添加少量食用碱可以促使其所含烟酸的释放，更容易被人体充分利用。但如果不是生活在以玉米为主要粮食地区的人们不必如此制作，不用放碱。

3. 玉米中缺乏色氨酸，搭配上富含色氨酸的豆类食用，可以使得营养更均衡，避免糖尿病患者出现营养缺乏。

> **特别提醒**
> 糖友在选择玉米时，应选择含膳食纤维较多的老玉米，少吃甜玉米和糯玉米，对血糖有很好的控制作用。

玉米汁
玉米汁，每天可喝100 克，不用加任何调料。

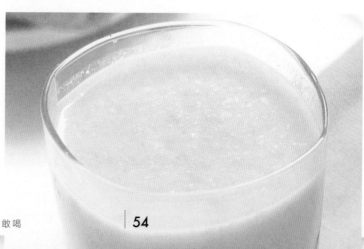

最佳食谱

空心菜炝玉米

促排泄，降血糖

材料·空心菜 200 克，玉米粒 75 克。

调料·干辣椒、花椒各 3 克，盐少许。

做法·

1. 将玉米粒洗净，放入沸水锅中煮熟；空心菜洗净下入沸水锅中焯一下，切段，备用。

2. 锅置大火上，放入植物油，下干辣椒节炸至棕红，下花椒炒香。

3. 倒入玉米粒、空心菜段炒熟，加盐调匀，起锅即可。

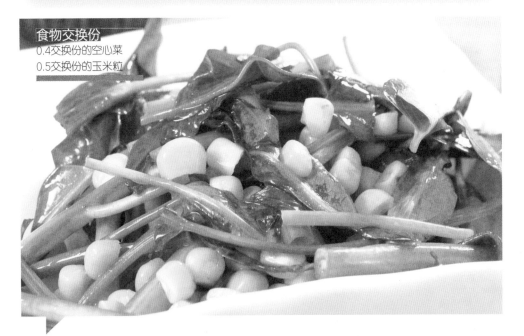

食物交换份
0.4交换份的空心菜
0.5交换份的玉米粒

降低GI的食物组合			
菜名	食物组合	菜名	食物组合
玉米面馒头	玉米面+黄豆面	青椒玉米	玉米+青椒
玉米浓汤	玉米+洋葱+牛奶	松仁玉米	玉米+松子仁
玉米土豆牛奶	玉米+土豆+脱脂牛奶	玉米绿豆糊	玉米+大米+绿豆

薏 米

GI
25

能量
357千卡

**各类糖尿病
的食疗佳品**

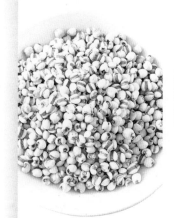

薏米水
经常喝点薏米水，对
血糖的控制有好处，
还有很好的去湿作用。

·降糖功效全记录

研究表明，薏米含有薏苡仁多糖，它具有降糖作用，可以改善糖耐量异常，增加肝糖原和肌糖原的储存，起到调节血糖的作用，可作为各种类型的糖尿病患者的食疗选择。

·对哪种并发症有益

·血脂异常

薏米中含有丰富的水溶性膳食纤维，能够降低肠道对脂肪的吸收率，从而降低血液中的胆固醇以及甘油三酯含量，进而降低血脂。

·这样吃更健康

1. 浸泡薏米后，与浸泡后的水一同煮食，能最大限度保留其水溶性的维生素，发挥其作用，有利于提高糖尿病患者的免疫力。
2. 薏米和山药搭配，能够抑制餐后血糖急剧上升，并能避免胰岛素过度分泌，可较好地调节血糖。

特别提醒
在淘洗薏米时，宜用冷水轻轻淘洗，避免用力揉搓，可最大限度防止水溶性维生素的流失，对预防糖尿病并发症有很好的作用。

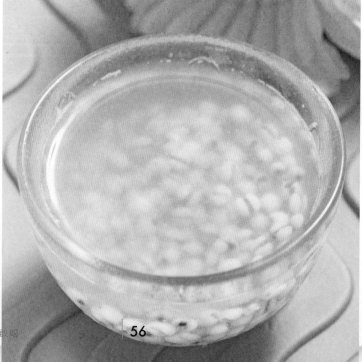

最佳食谱

南瓜薏米饭

利水消肿，促进排毒

材料·薏米 25 克，南瓜 150 克，大米 50 克。

做法·

1. 南瓜洗净，去皮、瓤，切成小块。

2. 薏米洗净，拣去杂质，浸泡 3 小时；大米洗净，浸泡半小时。

3. 将大米、薏米、南瓜块和适量清水放入电饭锅中，蒸至电饭锅提示米饭蒸好即可。

食物交换份
1交换份的薏米
0.4交换份的南瓜
2交换份的大米

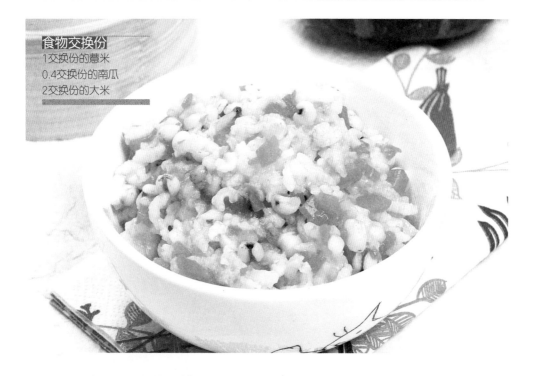

降低GI的食物组合			
菜名	食物组合	菜名	食物组合
薏米银耳羹	薏米+银耳	薏米香菇粥	薏米+香菇
薏米柠檬水	薏米+柠檬	薏米南瓜饼	薏米+南瓜
薏米炖鸡	薏米+鸡肉	薏米冬瓜汤	薏米+冬瓜

燕麦

GI
51

能量
367千卡

保持餐后血糖稳定

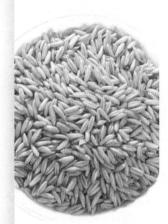

燕麦糊
即食燕麦片，免煮即食，既营养又易于冲调，很适合老年糖尿病患者，最好买原味的，否则可能添加很多甜味剂，不利降糖。

降糖金牌营养素 | β-葡聚糖、水溶性膳食纤维

· 降糖功效全记录

　　燕麦中含有 β-葡聚糖、水溶性膳食纤维，能加快碳水化合物在吸收利用过程中的转运速度和效率，保持餐后血糖稳定，同时对糖尿病并发的肝肾组织病变有良好的修复作用。

· 对哪种并发症有益

· 动脉粥样硬化

　　燕麦中含有的膳食纤维能预防胆固醇在血管中的沉积，达到降低血脂的目的，对动脉粥样硬化有较好的防治作用。另外，还能增加饱腹感，有润肠通便的作用。

· 这样吃更健康

1. 食用燕麦时，可事先用水泡一段时间，可缩短烹饪时间，这样可以防止维生素的破坏。

2. 燕麦搭配黑豆等豆类，可以使得蛋白质互补，提高营养价值，降低胆固醇，还能抑制餐后血糖上升。如用燕麦和黑豆打豆浆食用。

特别提醒

糖友在吃燕麦时，不宜吃得太多，每天要控制在 40 克以内，吃太多会造成胃痉挛或者腹部胀气，对身体不利。

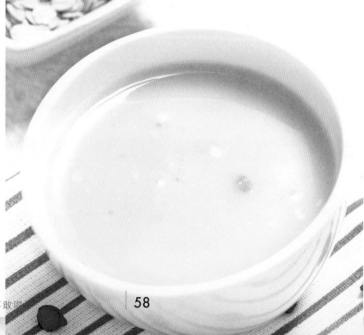

最佳食谱

凉拌燕麦面

辅助降血糖

材料·燕麦面、黄瓜各 100 克。

调料·盐、蒜末各适量，香油 4 克。

做法·

1. 燕麦面加适量水和成光滑的面团，醒20分钟后擀成一大张薄面片，将面片切成细丝后蘸干燕麦面抓匀、抖开，即成燕麦手擀面。

2. 将燕麦手擀面煮熟，捞出晾凉；黄瓜洗净，切成丝。

3. 将黄瓜丝撒在煮好的燕麦手擀面上，加入盐、蒜末、香油调味即可。

食物交换份
4交换份的燕麦
0.2交换份的黄瓜

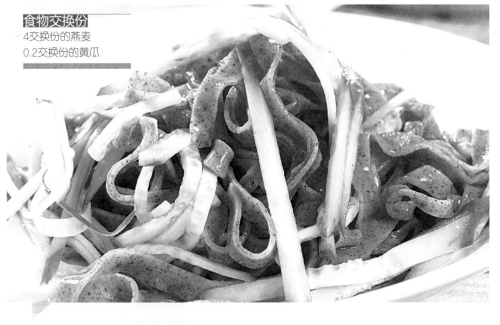

降低GI的食物组合			
菜名	食物组合	菜名	食物组合
燕麦南瓜粥	燕麦+南瓜	红豆燕麦汤	燕麦+红豆
桂花燕麦片	燕麦+桂花	草莓燕麦糊	草莓+燕麦片
燕麦花生糊	燕麦片+熟花生仁	燕麦饭	燕麦+大米

荞麦

GI
54

能量
324千卡

改善糖耐量

·降糖功效全记录

荞麦中含有铬，铬能增强胰岛素活性，加速糖代谢。荞麦所含的膳食纤维可帮助改善糖耐量，控制餐后血糖上升。另外，苦荞麦中含有荞麦糖醇，能调节胰岛素活性，也有很好的降糖效果。

·对哪种并发症有益

·血脂异常

荞麦富含黄酮类化合物，如芦丁，能调节血脂、扩张冠状动脉、增加血流量，对防治动脉硬化以及血脂异常等疾病有显著效果。

·这样吃更健康

1. 荞麦的米质较硬，烹调前先用清水浸泡数小时，这样有利于营养物质的消化吸收，有利于身体健康。

2. 荞麦中缺少精氨酸、酪氨酸，而牛奶富含优质蛋白质，两者搭配食用，能够补充荞麦中缺少的氨基酸，有利于糖尿病患者病情的稳定和免疫力的维持。

特别提醒

荞麦一次不宜食用过多，否则易造成消化不良，影响糖尿病患者的营养吸收。

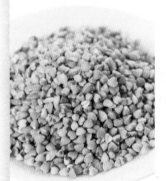

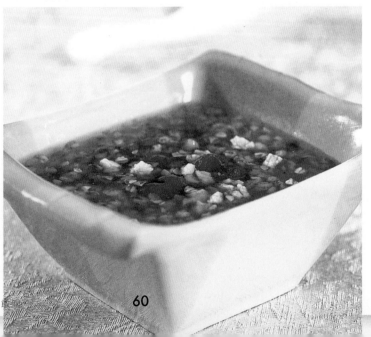

荞麦粥
糖友们可经常吃些荞麦粥，不但营养丰富，适量食用还能帮助消化。

最佳食谱

葱香荞麦饼

防止血糖过高

材料·荞麦面100克。

调料·葱花5克，盐2克。

做法·

1. 荞麦面倒入足够大的容器中，加适量温水和成光滑的软面团，醒发30分钟；植物油拌入少许葱花和盐。

2. 醒发好的面团擀成面片，刷上葱油，卷成面卷，分成3等份，将面卷露出葱花的两头捏紧，按成圆饼状，用擀面杖擀薄，放入锅中用少量植物油烙熟即可。

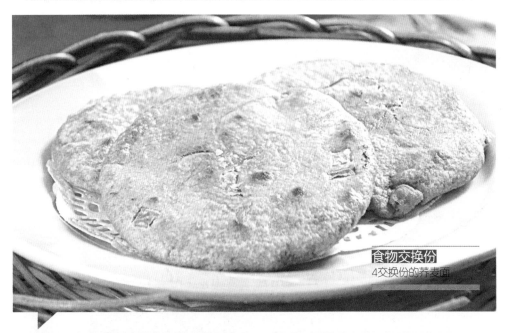

食物交换份
4交换份的荞麦面

降低GI的食物组合			
菜名	食物组合	菜名	食物组合
油菜荞麦面	荞麦面+油菜	荞麦粥	荞麦米+小米
荞麦菜卷	荞麦面+鸡蛋+土豆丝+青椒	荞麦黑米馒头	荞麦面+黑米面
牛奶荞麦饮	牛奶+荞麦米	桂圆荞麦粥	桂圆+荞麦米

黑豆

GI
54

能量
381千卡

防止餐后血糖上升过快

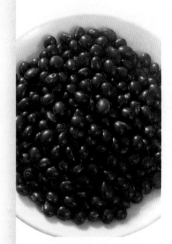

醋泡黑豆
醋泡黑豆，每天可吃10粒左右，可以加到米饭中或打碎放入茶中。

·降糖功效全记录

黑豆中铬元素较丰富，铬能提高机体对胰岛素的敏感性，有助于糖尿病的治疗。而且，黑豆的 GI 较低，非常适合糖尿病患者经常适量地食用。

·对哪种并发症有益

·高血压

黑豆中钾元素含量较为丰富，可以维持体内渗透压平衡，帮助人体排出多余的钠，有效预防高血压的发生。

·这样吃更健康

1. 因为黑豆皮中含有可贵的抗氧化剂——花青素，能清除人体内的自由基，所以食用不宜去皮，能够保护糖尿病患者的胰岛细胞不受损害，维持正常的胰岛素分泌功能。

2. 黑豆中含有植酸，会妨碍身体对锌、铁的吸收，与富含维生素 C 的橙子搭配食用，则可以缓解这一问题，同时还能加强糖尿病患者的抵抗力。

> **特别提醒**
>
> 黑豆不易消化，胃肠功能不好的糖尿病患者不宜多吃，以免引起消化不良，影响身体健康，不利于血糖的控制。

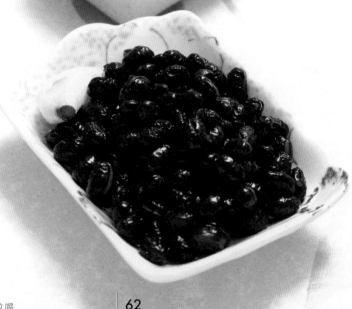

黑豆炖鲤鱼

降糖，保护心血管

材料·鲤鱼1条（约500克），大枣10克，黑豆25克。

调料·姜丝、葱段、盐、料酒、香菜段各适量。

做法·

1. 将鲤鱼处理干净，切成段；大枣、黑豆分别用温水泡透。

2. 锅置火上，倒油烧热，下入鲤鱼段炸至金黄色捞出控油。

3. 取炖锅一个，倒入适量水，放入黑豆煮开，转小火煮1小时，加入鲤鱼段、大枣、姜丝、葱段、料酒烧沸，盖上盖儿，炖约30分钟，加盐调味，撒香菜段即可。

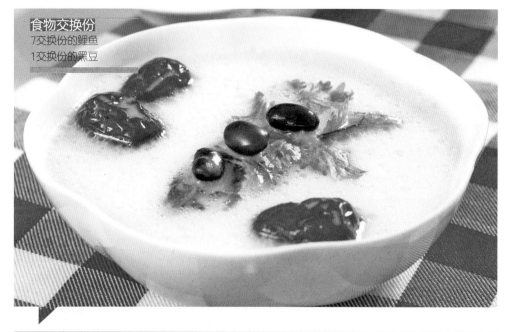

食物交换份
7交换份的鲤鱼
1交换份的黑豆

降低GI的食物组合			
菜名	食物组合	菜名	食物组合
大米黑豆粥	黑豆+大米	黑豆炖鳝鱼	黑豆+鳝鱼
黑豆莲藕汤	黑豆+莲藕	黑豆燕麦豆浆	黑豆+燕麦
黑米面馒头	黑豆面+面粉	黄豆黑豆豆浆	黑豆+黄豆

黄豆

GI

18

能量

359千卡

帮助控制糖尿病病情

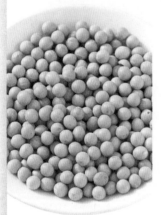

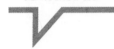

豆浆

常饮鲜豆浆有利血糖平稳，同时还能预防并发症——动脉硬化。

降糖金牌营养素｜大豆异黄酮、多糖

·降糖功效全记录

黄豆中含有大豆异黄酮、多糖，能够改善组织细胞对胰岛素的敏感性，降低糖耐量受损，使得病情得到很好的控制。另外，其含有的抑胰酶也能辅助改善糖耐量。

·对哪种并发症有益

·血脂异常

黄豆中含有植物固醇，能降低血液中胆固醇含量，在肠道内与胆固醇竞争，减少胆固醇吸收，起到很好的降脂作用。

·这样吃更健康

1. 将黄豆发芽食用，营养素会更加丰富，可帮助糖友们控制餐后血糖。

2. 黄豆蛋白质中的赖氨酸含量较高，蛋氨酸则较低，玉米相反，两者搭配食用，可以使得氨基酸得到科学互补，有效提高蛋白质的营养价值，促进糖尿病患者的营养吸收。

特别提醒

生黄豆中含有不利于人体健康的物质，因此不要生食黄豆，夹生黄豆及干炒黄豆同样不宜食用。

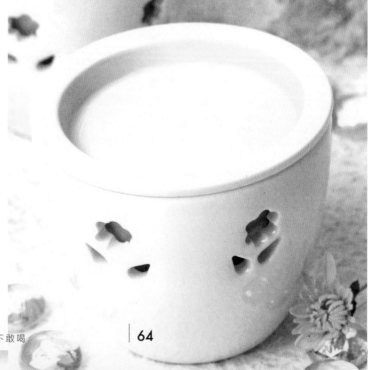

最佳食谱

玉米黄豆面窝头

调节血糖

材料 · 细玉米面 50 克，黄豆面 25 克，泡打粉少许。

做法 ·

1. 将所有材料混合均匀，慢慢加入温水，边加边搅动，直至和成软硬适中的面团。

2. 取一小块面团，揉成小团，套在食指指尖上，用另一只手配合着将面团顺着手指推开，轻轻取下来，即成窝头生坯，放入蒸锅里。

3. 大火烧开后继续蒸10分钟即可。

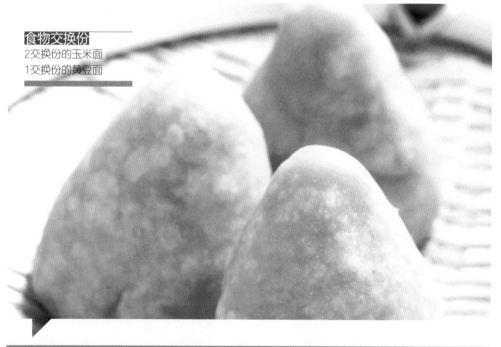

食物交换份
2交换份的玉米面
1交换份的黄豆面

降低GI的食物组合			
菜名	食物组合	菜名	食物组合
黄豆南瓜粥	黄豆+南瓜	黄豆炖猪蹄	黄豆+猪蹄
豆浆麦片粥	黄豆+燕麦片	杂粮馒头	黄豆面+小米面
黄豆薏米糊	黄豆+薏米	黄豆炖排骨	黄豆+猪排骨

绿豆

GI
27.2

能量
316千卡

辅助治疗糖尿病

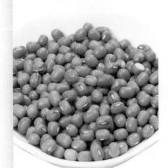

降糖金牌营养素｜膳食纤维、硒、维生素B₁

· 降糖功效全记录

绿豆含有低聚糖，但人体缺乏相应的水解酶，因此很难被消化吸收，能量利用率较低，加上绿豆中含有较多的膳食纤维、硒、维生素 B_1 等营养物质，对糖尿病患者的空腹血糖、餐后血糖能起到很好的控制作用，对肥胖者和糖尿病患者有辅助治疗作用。

· 对哪种并发症有益

· 肾病

绿豆有清热解毒、利尿消肿的作用，对预防和辅助治疗糖尿病合并肾病有很好的作用，而且还有降血压的功效。

· 这样吃更健康

1. 绿豆不宜煮得过烂，避免破坏绿豆中所含的有机酸和维生素，以便更好地发挥其清热解毒、控制血糖等功效。

2. 绿豆性味甘凉，有清热解毒的作用，西瓜皮性味甘寒，能清热解暑、除烦止渴，两者搭配，能缓解糖尿病患者烦渴多饮的症状。

> **特别提醒**
> 绿豆豆皮中含有单宁质，遇铁会发生化学反应，生成黑色的单宁铁，使绿豆汤变为黑色，影响食用及消化，因此煮绿豆时不要用铁锅。

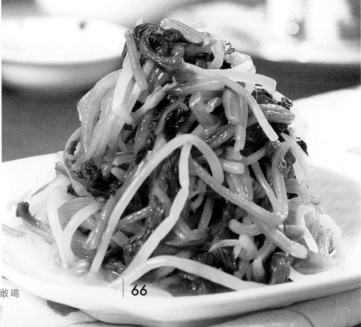

菠菜拌绿豆芽
拌绿豆芽时，适量放醋，可以增加脆性，消除豆腥味。

最佳食谱

苦瓜绿豆汤

降血糖、消暑

材料 · 苦瓜 100 克,绿豆 25 克。

调料 · 陈皮少许。

做法 ·

1. 绿豆洗净,浸泡 30 分钟;苦瓜洗净,切块;陈皮洗净备用。

2. 锅置火上,加入适量清水,放入陈皮,煮沸后放入绿豆煮 25 分钟,再放入苦瓜煮约 15 分钟至绿豆熟即可。

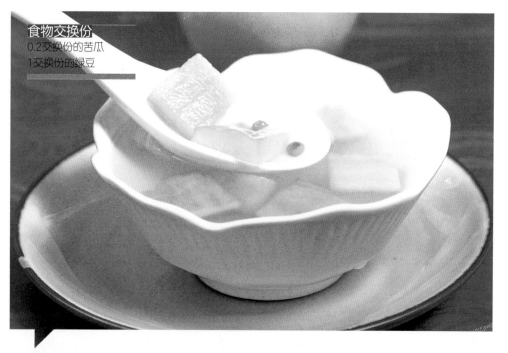

食物交换份
0.2 交换份的苦瓜
1 交换份的绿豆

降低GI的食物组合			
菜名	食物组合	菜名	食物组合
西瓜绿豆饮	绿豆+西瓜	芹菜绿豆汤	绿豆+芹菜
金银花绿豆汤	绿豆+金银花	玉米绿豆饭	绿豆+玉米+大米
绿豆南瓜汤	绿豆+南瓜	绿豆海带粥	绿豆+海带+大米

大白菜

能量

17千卡

**适合糖尿病
患者食用的
家常菜**

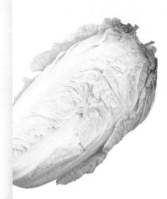

降糖金牌营养素 | 膳食纤维

· 降糖功效全记录

　　白菜含有膳食纤维，可抑制机体对碳水化合物的吸收，减缓餐后血糖上升的速度。因此，特别适合糖尿病患者经常食用。

· 对哪种并发症有益

· 高血压

　　白菜富含膳食纤维，可促进肠道蠕动，帮助消化，而且大白菜是富含钾的食物，对预防高血压有良好的作用。

· 这样吃更健康

1. 在烹饪大白菜时，适当放点醋，有利于所含的钙、铁等元素分解，从而有助于糖尿病患者的吸收利用。

2. 白菜和海米搭配食用，可以提供丰富的钙、维生素 C，能防止餐后血糖升高过快，还能增强胰岛功能。

> **特别提醒**
>
> 避免使用铜制锅具煮食白菜，以免所含的维生素 C 被铜离子破坏，降低其营养价值。

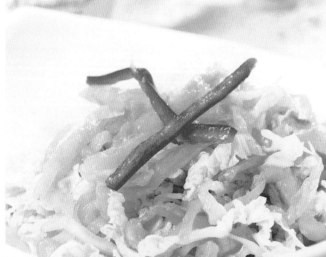

凉拌白菜心
　白菜心切丝凉拌直接食用，有利于保护降糖营养不受破坏。

香菇炒白菜

利尿通便

材料·鲜香菇 50 克，白菜 100 克。

调料·葱花、盐、蒜末各适量。

做法·

1. 鲜香菇去蒂，洗净，入沸水中焯透，捞出，晾凉，切片；白菜择洗干净，切片。

2. 炒锅置火上，倒入植物油，待油烧至七成热，放葱花炒出香味，放入白菜片和香菇片炒熟。

3. 用盐和蒜末调味即可。

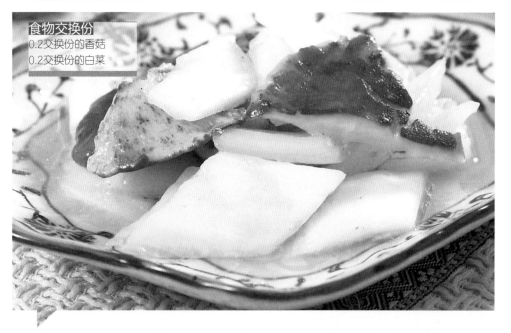

食物交换份
0.2交换份的香菇
0.2交换份的白菜

降低GI的食物组合			
菜名	食物组合	菜名	食物组合
豆腐干炒白菜	大白菜+豆腐干	白菜鸡片	大白菜+鸡肉
炖大白菜	大白菜+胡萝卜	白菜心拌海蜇	大白菜+海蜇
醋熘白菜	大白菜+醋	白菜鸭肉汤	大白菜+鸭肉

菠 菜

能量
24千卡

刺激胰岛素分泌，平稳血糖

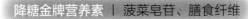

降糖金牌营养素 ｜ 菠菜皂苷、膳食纤维

·降糖功效全记录

菠菜中含特殊的菠菜皂苷，有抗菌、刺激胰岛素分泌、降低血糖的作用。而且，菠菜的膳食纤维含量较高，有利于调节糖尿病患者的糖、脂代谢。

·对哪种并发症有益

·视网膜病变

菠菜中的类胡萝卜素，可维护和促进视网膜健康，能辅助治疗糖尿病患者的视网膜病变。

·这样吃更健康

1. 菠菜食用前用沸水焯透，可减少所含草酸的含量，从而避免抑制钙吸收的影响。

2. 菠菜和青椒两者均富含类胡萝卜素，进入人体能转化为维生素A，有保护视网膜的作用，对眼睛有益，因此两者同食可预防糖尿病并发眼部疾病。

> **特别提醒**
> 1. 菠菜性凉，有滑肠的作用，腹泻的糖尿病患者不宜食用。
> 2. 由于菠菜中草酸含量较高，有肾炎和肾结石的糖尿病患者不宜经常大量食用。

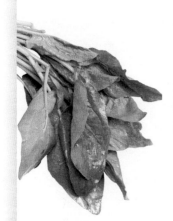

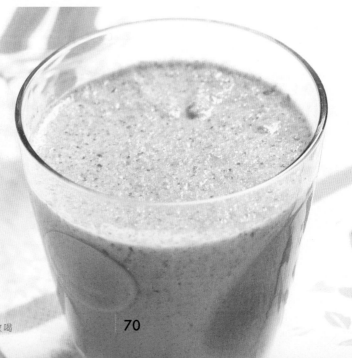

菠菜西芹汁
每天喝一杯，补充丰富的维生素C。

最佳食谱

菠菜拌胡萝卜

提高机体免疫力

材料·菠菜、胡萝卜各200克。

调料·葱花、盐、香油各适量。

做法·

1. 菠菜择洗干净，入沸水中焯30秒，捞出，晾凉，沥干水分，切段；胡萝卜洗净，切丝。

2. 取盘，放入菠菜段和胡萝卜丝，用葱花、盐和香油调味即可。

食物交换份
0.5交换份的菠菜
0.8交换份的胡萝卜

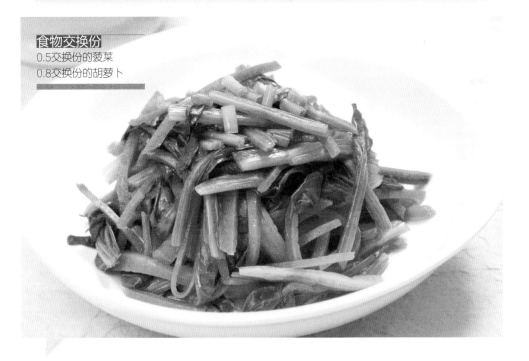

降低GI的食物组合			
菜名	食物组合	菜名	食物组合
菠菜莲子汤	菠菜+莲子	菠菜拌藕片	菠菜+莲藕
菠菜草莓汁	菠菜+草莓	菠菜鸡粒粥	菠菜+鸡肉+大米
黑芝麻拌菠菜	菠菜+黑芝麻	花生菠菜	菠菜+花生仁

莴笋

能量

14千卡

防治糖尿病患者便秘

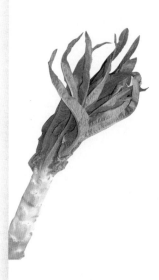

降糖金牌营养素 | 烟酸、膳食纤维

·降糖功效全记录

莴笋中含有烟酸，是胰岛素的激活剂，能有效调节血糖，帮助糖尿病患者改善糖代谢功能。而且莴笋膳食纤维的含量很高，还可防治便秘。

·对哪种并发症有益

·高血压

莴笋中的钾是钠的 27 倍，能促进排尿、维持水平衡，对糖尿病合并高血压患者有很大裨益，而且莴笋还有助于防治痛风。

·这样吃更健康

1. 吃莴笋时，茎叶都要吃，这样能保证绝大部分营养的吸收，更好地发挥莴笋调节血糖的作用。

2. 莴笋能顺气通经，强健筋骨，清热解毒，而蒜薹能解毒杀菌，二者同食，可以作为糖尿病并发高血压患者的辅助治疗食谱。

特别提醒

莴笋对视神经有刺激作用，视力不好以及有眼疾的患者不宜经常大量食用莴笋。

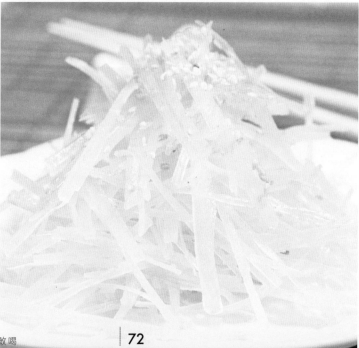

凉拌莴笋
调味时盐不宜放得过多，莴笋怕盐。

最佳食谱

海蜇拌莴笋

预防血管硬化

材料·海蜇皮、莴笋各150克。

调料·盐2克，醋10克，香油3克。

做法·

1. 海蜇皮用清水浸泡去盐分，洗净，切丝；莴笋去皮和叶，洗净，切丝，入沸水中焯透，捞出，沥干水分，晾凉。

2. 取盘，放入莴笋丝和海蜇丝，用盐、醋和香油调味即可（可用红椒丝装饰）。

食物交换份
0.3交换份的莴笋

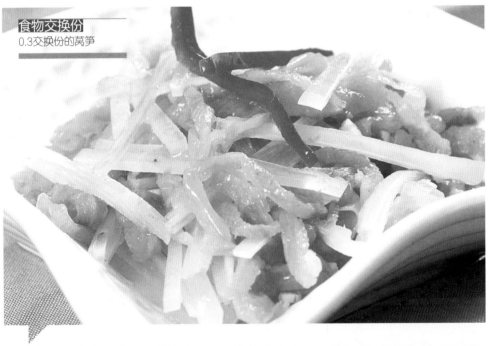

降低GI的食物组合			
菜名	食物组合	菜名	食物组合
鲜蘑炒莴笋	莴笋+鲜蘑	肉丝拌莴笋	莴笋+猪肉
莴笋炝拌绿豆芽	莴笋+绿豆芽	木耳炒莴笋	莴笋+木耳
莴笋蒸鲤鱼	鲤鱼+莴笋	莴笋炒胡萝卜	莴笋+胡萝卜

芹 菜

能量
14千卡

促进糖的利用

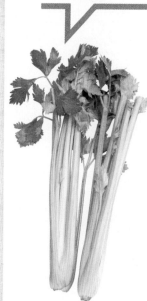

·降糖功效全记录

芹菜富含膳食纤维，能够改善糖代谢，降低血糖。所含的黄酮类物质可改善微循环，促进糖在肌肉和组织中的转化。芹菜碱、甘露醇等活性成分，也有降低血糖的功能，适合糖尿病患者经常食用。

·对哪种并发症有益

·高血压

芹菜中含有特殊的芹菜素，有降压作用，还可降低总胆固醇、甘油三酯，对动脉粥样硬化、冠心病等也有辅助疗效。

·这样吃更健康

1. 芹菜烹饪时间不宜过长，能保持其脆嫩的口感，并可以减少维生素 C 的流失。

2. 芹菜和花生搭配同食，能够帮助降低血压和血脂，减轻动脉粥样硬化，适合糖尿病合并血管疾病的患者食用。

特别提醒

1. 芹菜可以降低血压，糖尿病合并高血压患者可经常食用。

2. 芹菜叶中所含的胡萝卜素和维生素 C 比茎多，不要把新鲜的嫩叶扔掉。

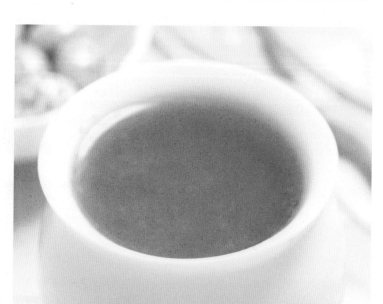

芹菜汁
糖尿病患者每天都喝一些鲜芹菜汁，长期坚持，稳定血糖效果显著。

最佳食谱

芹菜炒香菇

益气清热

材料·芹菜 100 克，香菇 60 克。

调料·盐 2 克，酱油少许。

做法·

1. 芹菜去叶、根，洗净，剖开切段；香菇洗净切片。

2. 炒锅倒油烧热，放入芹菜煸炒3分钟，然后加香菇片迅速炒匀，加入酱油、盐稍炒即可起锅。

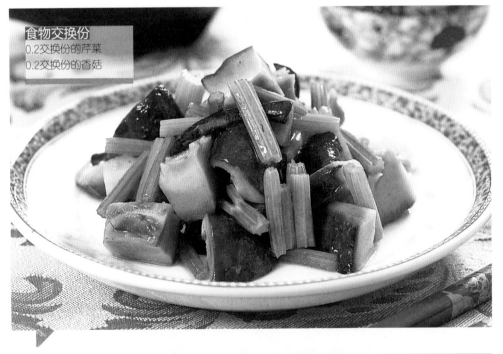

食物交换份
0.2交换份的芹菜
0.2交换份的香菇

降低GI的食物组合			
菜名	食物组合	菜名	食物组合
银耳拌芹菜	芹菜+银耳	萝卜炒芹菜	芹菜+白萝卜
芹菜二米粥	芹菜+大米+小米	腐竹炒芹菜	芹菜+腐竹
花生仁芹菜	芹菜+花生仁	香干炒芹菜	芹菜+香豆腐干

西蓝花

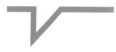

能量
33千卡

2 型糖尿病患者的理想蔬菜

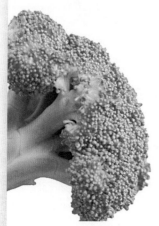

· 降糖功效全记录

铬与膳食纤维是西蓝花中对糖尿病患者有益的两种物质。铬可以改善 2 型糖尿病患者的糖耐量，膳食纤维能有效控制肠胃对葡萄糖的吸收，从而平稳血糖上升速度，有效控制糖尿病患者的病情。

· 对哪种并发症有益

· 高血压、心脏病

西蓝花中含有类黄酮类物质，它能辅助治疗高血压和心脏病。另外，其所含维生素 C 可降低胆固醇含量，增加血管弹性，促进血液循环。

· 这样吃更健康

1. 西蓝花食用前，先用开水焯一下，口感更好，膳食纤维更易消化，更能发挥其抑制葡萄糖吸收的功效。

2. 西蓝花和香菇都含有维生素 C，能维持胰岛素的功能，促进葡萄糖的利用，起到降糖作用；香菇可降低胆固醇，防止血管硬化；两者共用，有很好的降糖、降脂、降压作用。

> **特别提醒**
> 1. 西蓝花烹饪时间不宜过长，以免破坏其抗癌的成分——硫代葡萄糖苷。
> 2. 西蓝花是一种含钾丰富的食物，尿少或无尿的患者不宜多食。

蒜蓉西蓝花
当做小菜佐餐，糖尿病合并血脂异常的人可经常食用，对健康有利。

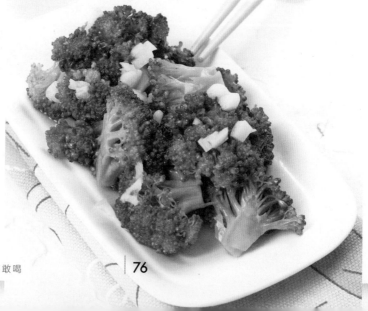

最佳食谱

牛肉炒西蓝花

防癌抗癌，抗氧化

材料·西蓝花 200 克，牛肉 50 克，胡萝卜半根。

调料·料酒、酱油、盐、淀粉、蒜蓉、姜末各适量。

做法·

1. 牛肉洗净，切薄片，放入碗中，加料酒、酱油、淀粉腌渍15分钟；西蓝花择洗干净，掰小朵，用盐水洗干净，沥干；胡萝卜去皮，洗净，切片。

2. 锅置火上，倒油烧至五成热，下牛肉滑散，待牛肉变色，捞出，沥油。

3. 锅底留油烧热，下蒜蓉、姜末炒香，下入胡萝卜、西蓝花翻炒，将牛肉下锅，加料酒后略炒，再加盐炒匀即可。

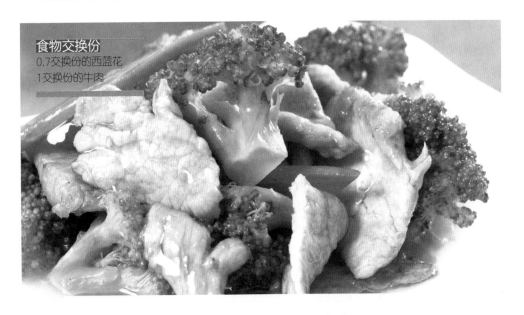

食物交换份
0.7交换份的西蓝花
1交换份的牛肉

降低GI的食物组合			
菜名	食物组合	菜名	食物组合
番茄炒西蓝花	西蓝花+番茄	西蓝花瘦肉汤	西蓝花+猪瘦肉+胡萝卜
香菇炒西蓝花	西蓝花+香菇	墨鱼炒西蓝花	西蓝花+墨鱼
核桃仁西蓝花	西蓝花+核桃仁	虾仁炒西蓝花	西蓝花+虾仁

丝瓜

能量
20千卡

低脂、低糖、低能量

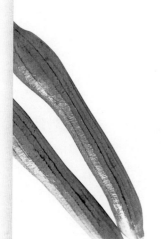

· 降糖功效全记录

　　丝瓜中膳食纤维、丝瓜苦味质、皂苷、瓜氨酸等有效成分，对糖尿病患者很有利，可延缓餐后血糖的上升速度，降低对胰岛素的需要量，对燥热伤肺、胃燥伤津型的糖尿病患者有很好的辅助治疗效果。

· 对哪种并发症有益

· 高血压

　　丝瓜中含有丰富的维生素C，能帮助防治糖尿病合并高血压、皮肤病等症，适合中老年的糖尿病患者食用。

· 这样吃更健康

1. 烹制丝瓜时，宜清淡，少油，勾稀芡，这样除了能显示丝瓜的香嫩爽口，保持其青翠的色泽外，还能充分利用其所含的营养物质，最大限度发挥对糖尿病的功效。

2. 丝瓜和鸡蛋搭配，能清热解毒、滋阴养血。对糖尿病患者的消渴、烦热等症有很好的辅助治疗作用。

特别提醒

1. 由于丝瓜的汁水很丰富，所以最好现切现做，可以减少营养成分的流失。

2. 炒丝瓜前，撒些盐捏两下，用淡盐水泡一会儿，可以防止丝瓜变黑。

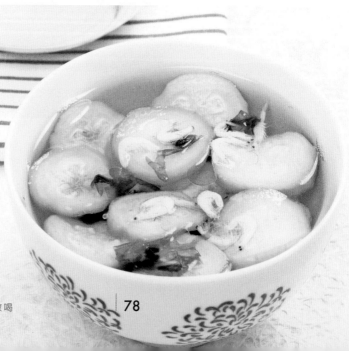

丝瓜汤
鲜丝瓜洗净炖烂喝汤，可以缓解糖尿病患者的口渴症状，还能预防便秘。

最佳食谱

木耳烩丝瓜

缓解便秘、去热清肠

材料· 水发木耳 50 克，丝瓜 200 克。

调料· 葱花、花椒粉、盐、水淀粉各适量。

做法·

1. 水发木耳洗净，撕成小片；丝瓜去皮，洗净，切滚刀块。

2. 炒锅倒入植物油烧至七成热，下葱花、花椒粉炒出香味，倒入丝瓜和木耳翻炒至熟，加盐调味，用水淀粉勾芡即可。

食物交换份
0.1交换份的水发木耳
0.4交换份的丝瓜

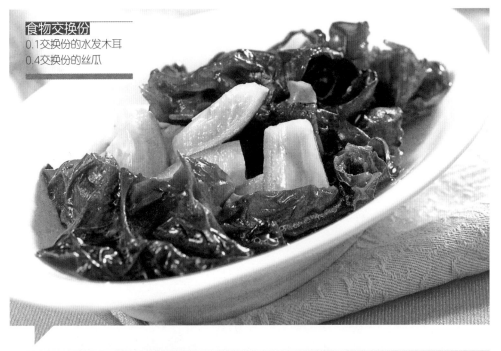

降低GI的食物组合			
菜名	食物组合	菜名	食物组合
丝瓜虾仁汤	丝瓜+虾仁	洋葱丝瓜	丝瓜+洋葱
番茄炒丝瓜	丝瓜+番茄	黄豆烧丝瓜	丝瓜+黄豆
丝瓜肉片汤	丝瓜+猪肉	鸡蛋丝瓜汤	丝瓜+鸡蛋

冬瓜

能量
11千卡

适合糖尿病合并肥胖患者食用

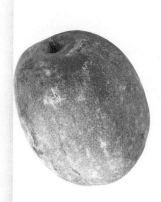

·降糖功效全记录

　　冬瓜中含丙醇二酸、葫芦巴碱，能促使体内碳水化合物转化为能量，减少脂肪的形成和积聚，而且冬瓜能量低、脂肪低、含糖量低，升高餐后血糖的进度慢，非常适合2型糖尿病合并肥胖症的患者食用。

·对哪种并发症有益

·高血压

　　冬瓜为高钾低钠食物，能促进钠的排出，防止血压升高，对糖尿病合并高血压有较好的辅助治疗作用。

·这样吃更健康

1. 冬瓜肉连皮一起煮汤食用，更有利于伴有肥胖的糖尿病患者控制病情。

2. 冬瓜和蘑菇搭配具有除烦止渴、清热去火、滋补美容的效果，对糖尿病引起的烦渴多饮，也有一定效果。

特别提醒

冬瓜性寒，夏季食用可更好地发挥其清热消暑的功效。

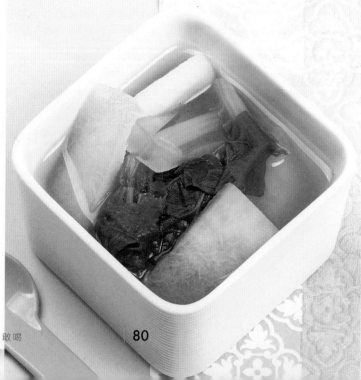

小白菜冬瓜汤
小白菜和冬瓜都是低热、高钾的食物，对防止肥胖和高血压有不错的效果。

最佳食谱

海米冬瓜

强健体质，防止钙质缺乏

材料·冬瓜 100 克，海米 10 克。

调料·葱花、姜末各 5 克，料酒 10 克，盐 3 克。

做法·

1. 冬瓜削去外皮，去掉瓤及子，冲洗干净，切成片；海米用温水泡软。

2. 炒锅烧热，倒油烧至六成热，放入葱花、姜末炝锅，放入冬瓜片炒至嫩绿时，倒入少许水、盐、料酒、海米，烧开后用大火翻炒均匀，转小火焖烧至冬瓜透明入味即可。

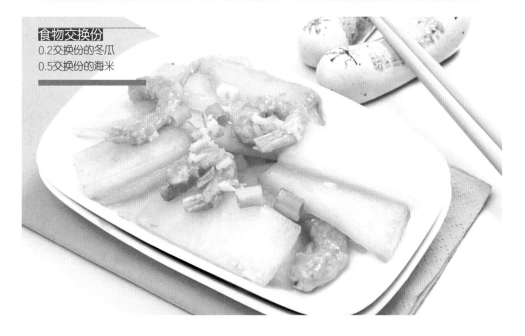

食物交换份
0.2交换份的冬瓜
0.5交换份的海米

降低GI的食物组合			
菜名	食物组合	菜名	食物组合
香菇冬瓜汤	冬瓜+香菇	冬瓜鲫鱼汤	冬瓜+鲫鱼
白果冬瓜粥	冬瓜+白果	蒜薹炒冬瓜	冬瓜+蒜薹
口蘑烧冬瓜	冬瓜+口蘑	紫菜冬瓜汤	冬瓜+紫菜

青椒

能量
23千卡

改善糖尿病患者症状

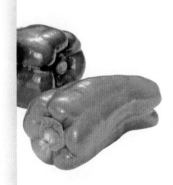

· 降糖功效全记录

青椒中的硒、维生素C以及辣椒素对糖尿病患者有积极作用。硒被称为"微量元素中的胰岛素"，能防止胰岛细胞氧化破坏，修复胰岛细胞，促进糖分解代谢，降低血糖和尿糖，起到辅助调节血糖的作用，从而改善糖尿病患者的症状。

· 对哪种并发症有益

· 动脉硬化

青椒中的硒元素能防止糖、脂肪等物质在血管壁上的沉积，从而降低血液黏稠度，对防治动脉硬化、冠心病、高血压等疾病有较好的作用。

· 这样吃更健康

1. 青椒烹饪时加些醋能够防止维生素C被破坏，并有利于糖尿病患者的吸收。

2. 菠菜和青椒中均富含类胡萝卜素，在体内可以转换为维生素A，适量食用可以保护视网膜，对预防糖尿病并发眼部疾病有益。

> **特别提醒**
>
> 1. 辣味重的青椒不要食用过多，防止刺激胃肠黏膜，引起胃痛、腹泻并使肛门烧灼刺疼，诱发胃肠疾病等。
> 2. 眼疾、食管炎、胃肠炎、胃溃疡、痔疮患者应少吃。

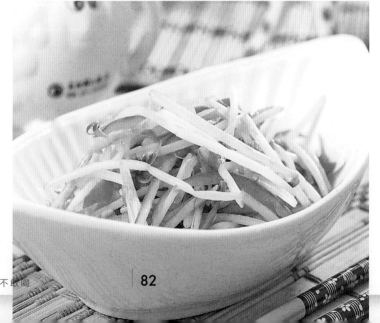

青椒炒豆芽
常吃青椒炒豆芽，能帮助防止糖尿病引发的血管病变。

最佳食谱

鸡蛋炒青椒

滋阴补血

材料·青椒 160 克，鸡蛋 1 个。

调料·醋、盐、葱花各适量。

做法·

1. 青椒洗净，去蒂，去子切成条；将鸡蛋打在碗里，用筷子搅散。

2. 锅内放油烧热，倒入蛋液，炒好盛出。

3. 锅内倒入余油烧热，放入葱花炝锅，然后放入青椒丝，加盐炒几下，见青椒丝翠绿色时，放入炒好的鸡蛋，翻炒均匀，用醋烹一下即可。

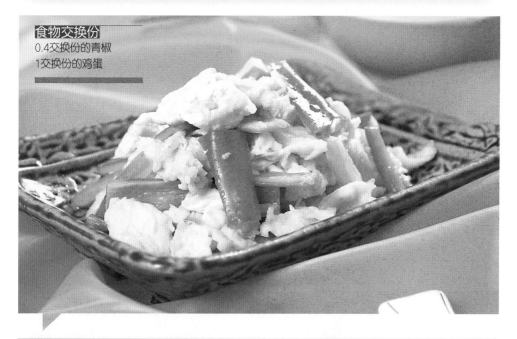

食物交换份
0.4交换份的青椒
1交换份的鸡蛋

降低GI的食物组合			
菜名	食物组合	菜名	食物组合
青椒海带丝	青椒+海带	青椒茄片	青椒+茄子
青椒肉丝	青椒+猪瘦肉	青椒豆腐丝	青椒+豆腐丝
豆豉炒青椒	青椒+豆豉	青椒炒豆芽	青椒+绿豆芽

苦瓜

能量
23千卡

**平稳血糖
作用明显**

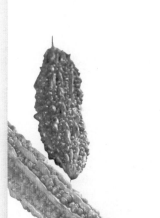

苦瓜汁
苦瓜汁，每天可喝100克，打汁剩下的苦瓜瓤和子可用来泡茶。

降糖金牌营养素 | 苦瓜皂苷

·降糖功效全记录

苦瓜含有类似胰岛素的物质苦瓜皂苷，有明显的降血糖作用。这种物质能促进碳水化合物分解，具有使过剩的碳水化合物转化为能量的作用，能改善身体的代谢。

·对哪种并发症有益

·眼病

苦瓜中的苦瓜皂苷被称为"植物胰岛素"，有明显的降血糖作用，还可延缓糖尿病继发白内障的出现。

·这样吃更健康

1. 苦瓜宜用急火快煮或快炒的烹饪方式，不要烹调得过于烂熟，这样可以较好地保留其降糖成分。

2. 苦瓜配以温中散寒、除湿开胃的青椒，可起到制约苦瓜苦寒的作用。烦渴、湿热症状较明显的糖尿病患者可将其作为食疗菜肴。

特别提醒
1. 胃肠不好的糖友应少吃或不吃苦瓜。
2. 空腹时喝苦瓜汁营养吸收不好，喝前应吃些面包、饼干等固态食物。

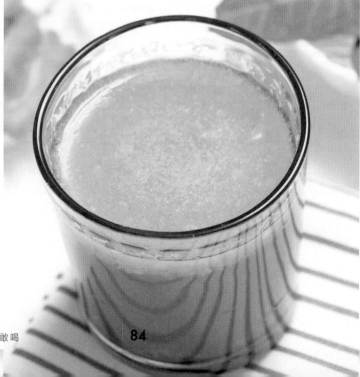

最佳食谱

双耳炝苦瓜

抗癌，解毒，提高免疫力

材料·水发木耳、水发银耳各50克，苦瓜100克。

调料·葱花、盐各3克。

做法·

1. 银耳和木耳择洗干净，撕成小朵，入沸水中焯透，捞出；苦瓜洗净，去蒂除子，切条；取盘，放入木耳、银耳和苦瓜条，加盐拌匀。

2. 炒锅置火上，倒入适量植物油，待油温烧至七成热，放入葱花炒香，关火，淋在木耳、银耳和苦瓜条上拌匀即可。

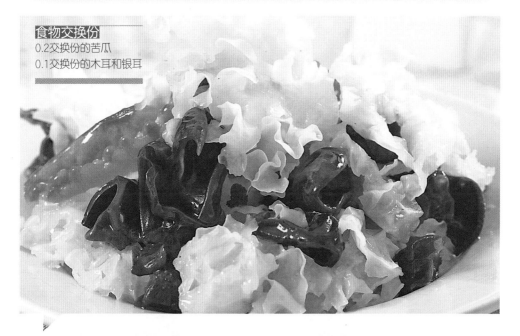

食物交换份
0.2交换份的苦瓜
0.1交换份的木耳和银耳

降低GI的食物组合			
菜名	食物组合	菜名	食物组合
苦瓜番茄汁	苦瓜+番茄	苦瓜绿豆汤	苦瓜+绿豆
苦瓜燕麦豆浆	苦瓜+燕麦+黄豆	蒜蓉苦瓜	大蒜+苦瓜
苦瓜糙米粥	苦瓜+大米+糙米	苦瓜豆腐汤	苦瓜+豆腐

黄 瓜

能量
15千卡

**糖尿病患者
的理想蔬菜**

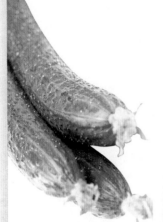

·降糖功效全记录

黄瓜内含有丙醇二酸和膳食纤维，两者能抑制糖类物质转化为脂肪，加上黄瓜是低热、低脂、低糖的优质食物，非常适合糖尿病合并肥胖症、血脂异常的患者食用，也是糖尿病患者理想的食疗蔬菜。

·对哪种并发症有益

·动脉粥样硬化

黄瓜中含有葫芦素 C，能提高人体免疫功能，有抗肿瘤的作用，还能调节血压，预防动脉粥样硬化。

·这样吃更健康

1. 糖尿病患者最好选择在两餐之间生吃黄瓜，能促进糖尿病患者对黄瓜中营养素的充分吸收和利用。

2. 香菇含钾高，适合糖尿病合并高血压患者经常食用，能很好地降低血糖，搭配黄瓜食用，有很好的控制血糖的作用。

特别提醒
1. 由于黄瓜性凉，久病体虚者、脾胃虚寒者不宜多吃。
2. 黄瓜尾部含有较多的苦味素，有抗癌的作用，食用时不要把黄瓜尾部全部丢掉。

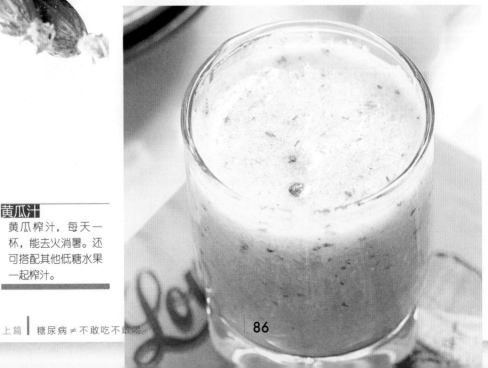

黄瓜汁
黄瓜榨汁，每天一杯，能去火消暑。还可搭配其他低糖水果一起榨汁。

最佳食谱

黄瓜炒虾仁

保护糖尿病患者血管健康

材料·虾仁 50 克，嫩黄瓜 100 克。

调料·红甜椒、盐、料酒、清汤各适量。

做法·

1. 虾仁洗净；嫩黄瓜洗净，横着切成两半，在中间用刀斜着划两刀，抠去黄瓜瓤，再切成和虾仁差不多大小的厚片；红甜椒洗净，去蒂，切条。

2. 把清汤、料酒、盐放在碗里，调成味汁。

3. 炒锅烧热，倒入植物油烧热，放入虾仁炒至变色，加黄瓜和红甜椒条翻炒几下，淋入调好的味汁，翻炒均匀即可。

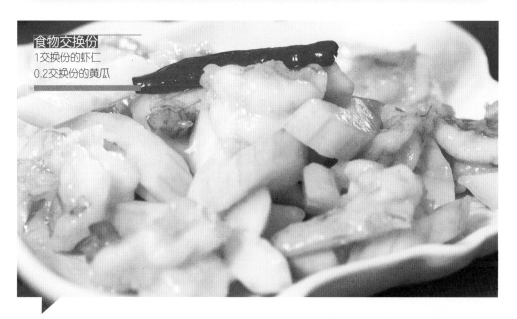

食物交换份
1交换份的虾仁
0.2交换份的黄瓜

降低GI的食物组合			
菜名	食物组合	菜名	食物组合
木耳炒黄瓜	黄瓜+木耳	鸡蛋炒黄瓜	黄瓜+鸡蛋
凉拌燕麦面	黄瓜+燕麦面	黄花菜拌黄瓜	黄瓜+黄花菜
黄瓜炒肉丁	黄瓜+猪瘦肉	苹果黄瓜汁	黄瓜+苹果

番 茄

能量
19千卡

富含降糖金
牌营养素

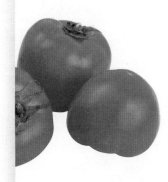

·降糖功效全记录

番茄含有极为丰富的番茄红素，有保护胰岛细胞及胰岛素受体的作用，可以提高胰岛素质量和受体敏感性，从而帮助降低血糖。而且番茄的能量低，非常适合糖尿病患者食用。

·对哪种并发症有益

·动脉粥样硬化

番茄含大量的钾及碱性矿物质，能促进血中钠盐的排出，从而起到降压、利尿消肿的作用，对糖尿病合并高血压、肾病的患者有良好的辅助治疗作用。

·这样吃更健康

1. 番茄生食或者烹饪后食用都可，但是烹饪后再食用，更能发挥番茄红素的抗氧化作用，从而更好地保护胰岛细胞，有利于糖尿病患者血糖的稳定。

2. 芹菜富含膳食纤维，有明显的降压作用，搭配番茄，可健胃消食，适合糖尿病合并高血压、血脂异常的患者食用。

特别提醒

1. 番茄最好不要在空腹的时候吃，容易引起腹痛、胃部不适以及胃胀痛。

2. 番茄不宜加热或烹制时间过长，否则会使维生素流失较多。

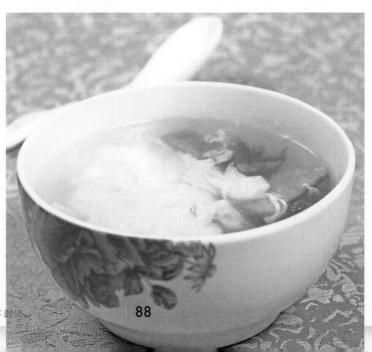

番茄鸡蛋汤

番茄每天吃一个，长期坚持，有利于保证糖尿病患者胰岛素的作用。

最佳食谱

番茄炖牛肉

缓解口干烦渴、形体消瘦症状

材料·番茄 150 克，牛瘦肉 50 克。

调料·干辣椒段、花椒、姜丝、酱油、盐、鲜汤、葱段、料酒、酒酿各适量。

做法·

1. 番茄洗净，去蒂，切小片；牛瘦肉洗净，切片，用盐、料酒、姜丝、葱段拌匀，腌渍1小时。

2. 锅内倒植物油烧至七成热，加干辣椒段、花椒炸香，倒入牛肉片煸熟，下入番茄翻炒。

3. 加入鲜汤，加盐、酱油、酒酿调味，烧至汤汁黏稠即可。

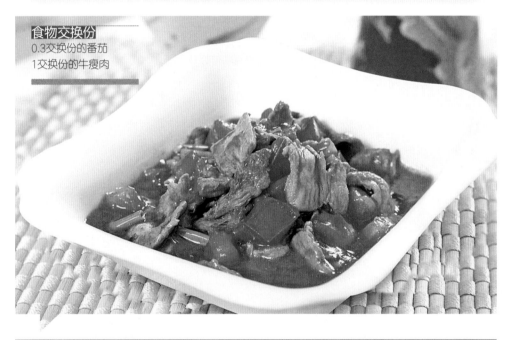

食物交换份
0.3交换份的番茄
1交换份的牛瘦肉

降低GI的食物组合			
菜名	食物组合	菜名	食物组合
番茄橘子汁	番茄+橘子	鸡蛋炒番茄	番茄+鸡蛋
玉米番茄汤	番茄+玉米	番茄菜花	番茄+菜花
番茄烧豆腐	番茄+豆腐	番茄菠菜汤	番茄+菠菜

洋葱

能量
39千卡

糖尿病合并血脂异常患者的优良选择

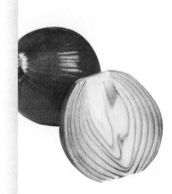

· 降糖功效全记录

洋葱含有槲皮素，与降血糖药"甲苯磺丁脲"作用相同，具有维持正常糖代谢的功能，适合糖尿病患者食用。另外，中老年2型糖尿病患者经常吃洋葱，还可防治糖尿病合并血脂异常及高血压。

· 对哪种并发症有益

· 血栓

洋葱作为唯一含前列腺素A的植物，能扩张血管、降低血液黏度，起到降压、增加冠状动脉血流量的作用，能有效预防血栓形成。

· 这样吃更健康

1. 洋葱宜烹炒至嫩脆且有一些微辣为佳，味道较好，且能防止烹饪过久导致洋葱的营养物质被破坏。

2. 洋葱富含维生素C，易被氧化，鸡蛋含维生素E，可以有效防止维生素C的氧化，提高机体对维生素C和维生素E的吸收率。

特别提醒

1. 洋葱一次不宜食用过多，否则容易引起眼睛不适和发热。
2. 洋葱味辛辣，有皮肤瘙痒性疾病及胃病的患者，不要吃太多。

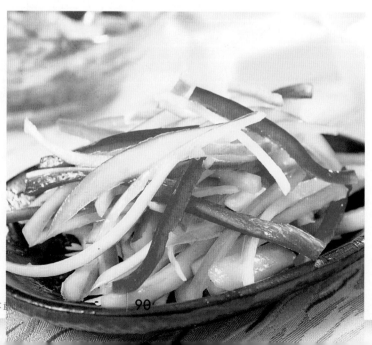

凉拌洋葱条

洋葱切条，用盐、醋拌匀，坚持每天早上食用，对糖尿病合并血脂异常的患者有良好作用。

洋葱虾泥

促消化，增食欲

材料·虾仁30克，鸡蛋清1个，洋葱25克。

调料·沙茶酱适量。

做法·

1. 虾仁去除虾线，洗净，沥干水分剁碎，加入鸡蛋清调匀；洋葱洗净后切丁，剁碎拌入虾泥中。

2. 将拌好的洋葱虾泥上锅蒸8分钟，取出后用沙茶酱拌匀即可。

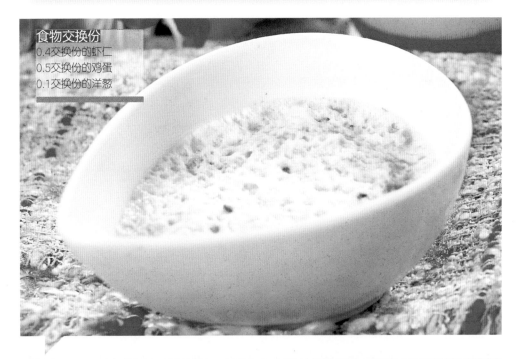

食物交换份
0.4交换份的虾仁
0.5交换份的鸡蛋
0.1交换份的洋葱

降低GI的食物组合

菜名	食物组合	菜名	食物组合
番茄炒洋葱	洋葱+番茄	凉拌洋葱	洋葱+青椒+红椒
洋葱炒丝瓜	洋葱+丝瓜	洋葱土豆片	洋葱+土豆
洋葱炒鸡蛋	洋葱+鸡蛋	洋葱牛肉	洋葱+牛肉

白萝卜

能量
21千卡

**适合便秘的
糖尿病患者
食用**

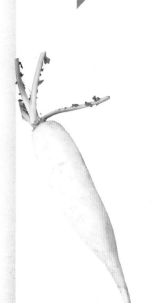

降糖金牌营养素 | 膳食纤维、香豆酸

· **降糖功效全记录**

白萝卜中可溶性膳食纤维含量非常可观，可帮助人体延缓对食物的吸收，降低餐后血糖，还能促进肠蠕动，防止便秘。所含香豆酸也有降低血糖的功效。

· **对哪种并发症有益**

· **冠心病**

白萝卜含淀粉酶、氧化酶，有助于食物中脂肪和淀粉的分解，同时能促进脂肪代谢，降低血清胆固醇，因此能帮助防治冠心病的发生。

· **这样吃更健康**

1. 白萝卜顶部3~5厘米处维生素C含量最多，烹饪宜切丝、条，快速烹调，以防止维生素C被大量破坏。

2. 白萝卜中段到尾段含有的淀粉酶和芥子油较丰富，削皮生吃是糖尿病患者代替水果的上选。

3. 白萝卜搭配豆腐一起食用，有健脾、利肠胃、助消化的作用，适合消化不好的糖尿病患者经常食用。

特别提醒
1. 白萝卜性寒凉，脾胃虚寒者不宜多食，消化道溃疡的患者少食。
2. 服用人参、西洋参后出现的腹胀，可以靠吃白萝卜来消除。

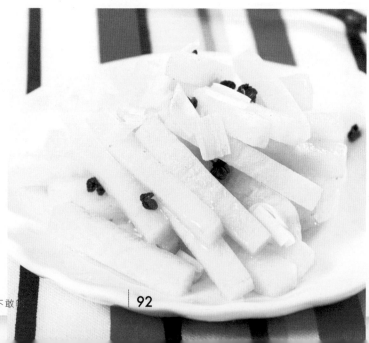

最佳食谱

海带萝卜汤

降压益气，促进消化

材料·白萝卜 150 克，水发海带 100 克。

调料·清汤、醋、胡椒粉、盐各适量。

做法·

1. 将白萝卜洗净，去皮，切片；水发海带洗净，切片，待用。

2. 锅置火上，倒入适量清汤，放入萝卜片、海带片煮熟，出锅前加醋、胡椒粉、盐调味即可。

食物交换份
0.4交换份的白萝卜
0.2交换份的水发海带

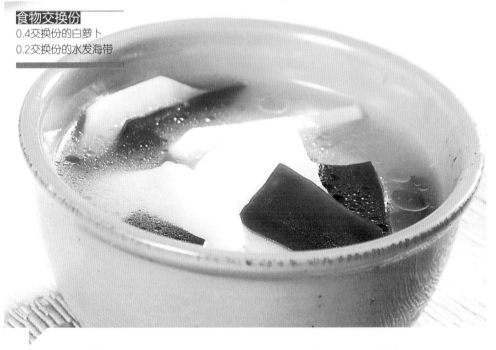

降低GI的食物组合			
菜名	食物组合	菜名	食物组合
虾皮炒白萝卜	白萝卜+虾皮	萝卜牛肉汤	白萝卜+牛肉
白萝卜山药粥	白萝卜+山药+大米	蛋香萝卜丝	白萝卜+鸡蛋
紫菜萝卜丝汤	白萝卜+紫菜	白萝卜炒鸡丁	白萝卜+鸡丁

茄子

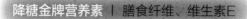

能量
21千卡

适合糖尿病患者食用的低脂菜肴

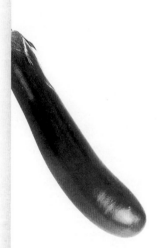

· 降糖功效全记录

茄子中的膳食纤维可减少机体对碳水化合物的吸收，促进胃排空，以减少胰岛素的用量，控制餐后血糖上升速度。所含的维生素E可保护胰岛细胞免受自由基的侵害。而且茄子脂肪含量和能量都很低，适合糖尿病患者食用。

· 对哪种并发症有益

· 心血管疾病

茄子含丰富的芦丁，能增强人体细胞间的黏着力及毛细血管弹性，使毛细血管更强健，防止出现微血管破裂出血，保持心血管正常功能。

· 这样吃更健康

1. 炒茄子时，先用小火干炒，至茄子水分被炒掉，茄肉变软后，再倒油烧制，可大大减少茄子的吸油量，防止糖尿病患者摄入过多油脂，还可稳定血糖。

2. 糖尿病患者吃茄子，宜采用蒸或者煮的烹饪方法，最好是蒸茄子，在蒸熟的茄子上，倒上一些蒜泥或者蒜汁，味道、控糖效果更佳。

特别提醒

1. 茄子性寒凉，能加重腹泻症状，腹泻患者不宜食用；胃寒体弱者少食。
2. 老茄子，尤其是秋后的老茄子中含有较多茄碱，对人体有害，最好不吃。

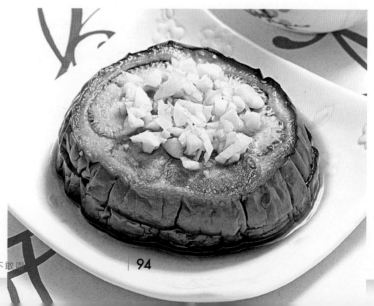

蒸茄子
老年糖尿病患者吃凉拌茄子，是很好的选择，对糖尿病症状有很好的控制作用。

最佳食谱

茄子粥

凉血消暑，解毒消肿

材料·大米50克，茄子100克，糙米25克。

调料·盐适量。

做法·

1. 把茄子洗净，去蒂，切小块；大米、糙米淘洗干净。

2. 锅置火上，清水、糙米、大米与茄子块一起入锅，先用大火煮沸，再改用小火焖至大米煮熟，加盐调味即可。

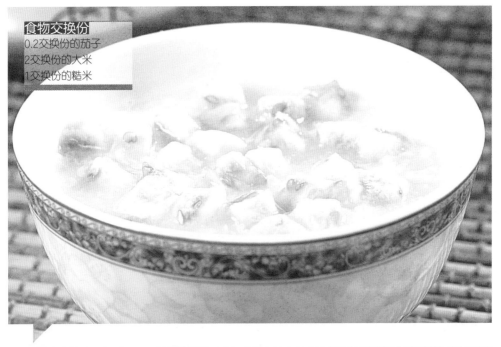

食物交换份
0.2交换份的茄子
2交换份的大米
1交换份的糙米

降低GI的食物组合			
菜名	食物组合	菜名	食物组合
蒜泥茄子	茄子+大蒜	肉炒茄子	茄子+猪瘦肉
香菇茄条	茄子+香菇	番茄炒茄子	茄子+番茄
黄豆烧茄子	茄子+黄豆	地三鲜	茄子+土豆+青椒

魔芋

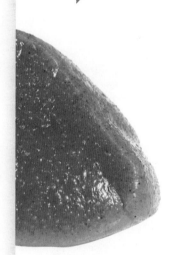

能量
37千卡

辅助治疗糖尿病

· 降糖功效全记录

　　魔芋含有葡甘露聚糖，这种物质能延迟碳水化合物的吸收，抑制血糖和尿糖上升。此外，魔芋中的膳食纤维也可延缓葡萄糖和脂肪吸收，减轻胰岛细胞的负担，帮助防治糖尿病。

· 对哪种并发症有益

· 肥胖

　　魔芋膳食纤维丰富，可填充胃肠，消除饥饿感，而且能量低，适合肥胖型糖尿病患者食用，有利于控制体重。

· 这样吃更健康

1. 先将魔芋切小段，然后再进行烹调，这样魔芋容易熟且易入味，使人体最大程度地消化和吸收所含的营养元素，如膳食纤维等，可有效抑制血糖快速上升。

2. 魔芋膳食纤维含量非常丰富，所含的黏液蛋白能减少体内胆固醇的积累，而紫甘蓝含有较多的 B 族维生素，两者一起食用，有减肥的作用，还可预防糖尿病患者出现视网膜病变。

特别提醒

1. 进食魔芋要适量，一次吃得过多会引起腹胀等不适。
2. 未经加工的生魔芋有毒，因此，食用魔芋前，必须煎煮 3 小时以上。

凉拌魔芋丝
魔芋丝搭配黄瓜丝，加一些调料，味道很不错，且脂肪、能量少。

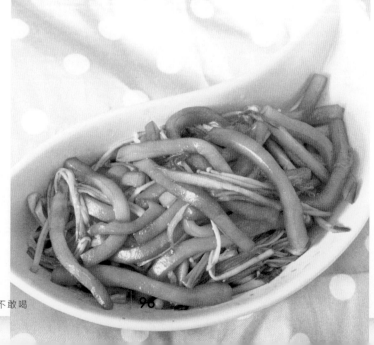

最佳食谱

魔芋烧鸭

软化血管，安神

材料·鸭子 150 克，魔芋豆腐 100 克。

配料·葱段、蒜片、泡姜片、郫县豆瓣酱、生抽、料酒、泡椒、花椒、盐各适量。

做法·

1. 将洗净的鸭子切成两指宽的块；魔芋豆腐切成一指宽的段；泡椒切碎。

2. 煮锅中烧水，水开后下魔芋豆腐焯水；另换水烧开，下切好的鸭块焯水。

3. 炒锅置火上，倒入油烧至八成热，下葱段、蒜片、泡姜片、花椒、郫县豆瓣酱爆出香味，下鸭块翻炒均匀后，再下魔芋豆腐块翻炒，加入料酒、生抽、盐翻炒均匀。

4. 加入开水没过锅中的材料，盖上锅盖中小火炖30分钟左右，大火收干汤汁即可。

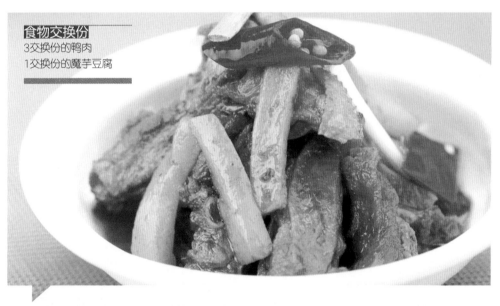

食物交换份
3交换份的鸭肉
1交换份的魔芋豆腐

降低GI的食物组合			
菜名	食物组合	菜名	食物组合
丝瓜魔芋汤	魔芋+丝瓜	魔芋拌芹菜	魔芋+芹菜
魔芋炖豆腐	魔芋+豆腐	魔芋烧牛肉	魔芋+牛肉
清炒魔芋丝	魔芋+黄瓜	魔芋炖鸡腿	魔芋+鸡腿

南瓜

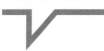

能量
367千卡

防治糖尿病神经病变

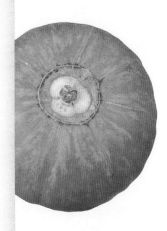

· 降糖功效全记录

　　南瓜含有的果胶、钴对糖尿病的防治有很好的作用。果胶能延缓肠道对单糖类物质的消化和吸收，使餐后血糖上升缓慢。钴可以调节人体新陈代谢，促进胰岛素正常分泌，防治糖尿病性神经系统疾病。

· 对哪种并发症有益

· 心脑血管疾病

　　南瓜中的硒可以清除体内的脂质过氧化物，防止心肌细胞的损害，糖尿病患者常食，可以帮助预防心脑血管疾病的发生。

· 这样吃更健康

1. 南瓜烹饪时宜切大块，容易有饱腹感，还可延缓血糖的升高速度。

2. 小米有抑制血管收缩、降低血压的作用，搭配富含膳食纤维的南瓜，更有助于体内钠的排出，从而辅助降低血压，适合血压高的糖尿病患者煮粥食用。

> **特别提醒**
> 南瓜皮富含胡萝卜素和其他多种维生素，在去皮时不要削太厚，只需把较硬的表皮削去即可，以免浪费营养物质。

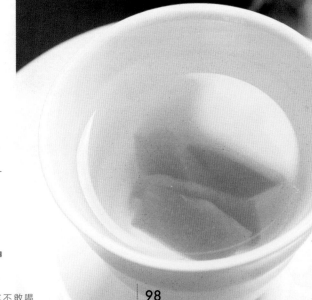

南瓜茶
南瓜晒干烘烤磨粉，每次用30克温水调服，长期服用有很好的降糖作用。

最佳食谱

燕麦南瓜粥

平稳餐后血糖

材料·燕麦片、大米各25克，小南瓜半个。

做法·

1. 将南瓜洗净，削皮，去子，切成小块；大米洗净，用清水浸泡30分钟。

2. 锅置火上，将大米与清水一同放入锅中，大火煮沸后改小火煮20分钟。

3. 放入南瓜块，小火煮10分钟，再加入燕麦片，继续用小火煮10分钟即可。

食物交换份
1交换份的燕麦片
1交换份的大米
0.3交换份的南瓜

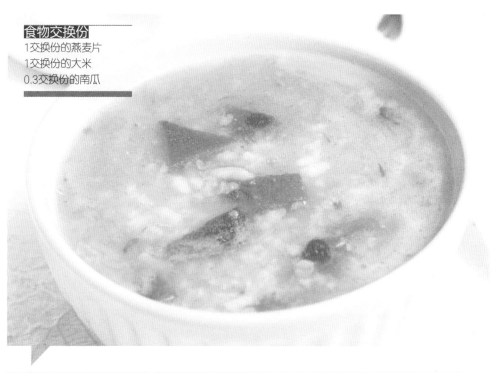

降低GI的食物组合			
菜名	食物组合	菜名	食物组合
南瓜小米粥	南瓜+小米	南瓜薏米饭	南瓜+薏米+糙米
南瓜炖牛肉	南瓜+牛肉	虾皮烧南瓜	南瓜+虾皮
红薯烧南瓜	南瓜+红薯	兔肉炖南瓜	南瓜+兔肉

山药

能量
56千卡

糖尿病患者
可常食的降
糖蔬菜

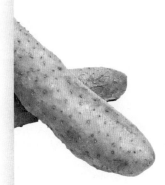

山药薏米粥
山药洗净后蒸食，既方便又能降糖。每天不超过150克。食用山药、红薯、芋头等薯类时，其他主食的摄入量要减少。

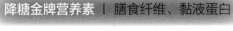

降糖金牌营养素 ︱ 膳食纤维、黏液蛋白

· 降糖功效全记录

黏液蛋白是山药中含有的一种特殊物质，它能减缓碳水化合物的吸收，避免胰岛素分泌过剩，有降低血糖的效果。另外，山药还含有膳食纤维，能推迟胃内食物的排空时间，从而达到控制餐后血糖升高速度的作用，糖尿病患者可经常适量食用。

· 对哪种并发症有益

· 高胆固醇血症

山药中的黏液蛋白能防止脂肪在血管的沉积，保持血管弹性，降低胆固醇，对糖尿病并发高胆固醇血症的发生，有很好的抑制作用。

· 这样吃更健康

1. 在烹调山药时，山药宜切厚片，这样其延缓血糖上升的效果更佳，还能帮助抵抗饥饿感。
2. 将山药配白面蒸食代替主食，能延缓血糖升高速度。
3. 鹌鹑有"动物人参"的美称，能补益身体，增强体质，与山药同食，可延缓衰老，非常适合身体虚弱的糖尿病患者食用。

特别提醒

山药有收敛作用，感冒患者及便秘者应少食。

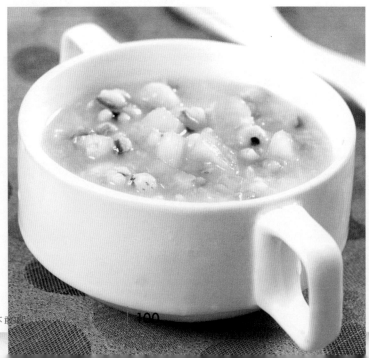

最佳食谱

番茄炒山药

降压、降糖、降脂

材料· 山药、番茄各 100 克。

调料· 葱末、姜末、盐各 2 克，香油适量。

做法·

1. 山药洗净，削皮切片，焯一下捞出；番茄洗净，去皮，切块。

2. 锅内倒油烧热，爆香葱末、姜末，放番茄块煸炒，倒入山药片，放盐炒熟，点香油即可。

食物交换份
0.2交换份的番茄
0.7交换份的山药

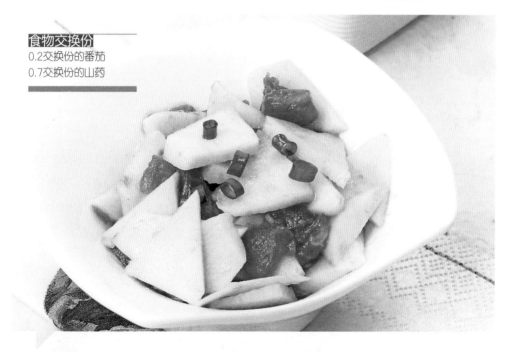

降低GI的食物组合			
菜名	食物组合	菜名	食物组合
山药薏米粥	山药+薏米	山药蒸鸭	山药+鸭肉
虾仁炒山药	山药+虾仁	橙汁山药	山药+橙子
山药瘦肉粥	山药+猪肉+大米	山药煲苦瓜	山药+苦瓜

PART 3 一定要推荐的食物

肉类

兔 肉

能量
102千卡

为糖尿病患者补充优质蛋白质

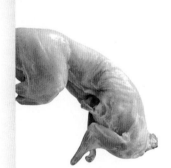

降糖金牌营养素 ┃ 优质蛋白质

· 降糖功效全记录

兔肉含有少量的脂肪和胆固醇，脂肪又多为不饱和脂肪酸，对预防动脉硬化有益，含有丰富的优质蛋白质，可为糖尿病患者补充蛋白质，防止负氮平衡，且不会引起血糖升高。

· 对哪种并发症有益

· 动脉硬化

兔肉所含的卵磷脂有保护血管的作用，能预防动脉硬化，还可预防血栓的形成。而所含的脂肪多为不饱和脂肪酸，常吃兔肉可强身健体，且不会导致肥胖，可作为肥胖患者的肉食选择。

· 这样吃更健康

1. 虽然兔肉可以炒、凉拌等，但搭配上一些食物炖食，如山药、莴笋等，对糖尿病患者的口渴、乏力、消瘦等症状有更好的缓解效果。

2. 兔肉和菊花一起搭配炖食，有清肝凉血的作用，非常适合糖尿病并发高血压、血脂异常患者经常食用。

特别提醒

兔肉性凉，有健脾补中、凉血解毒的功效，适合夏天食用，冬季则不宜食用。

兔肉汤

兔肉膳食纤维和烟酸的含量也较高，很适合作为患糖尿病的孕妇和儿童的理想滋补品。

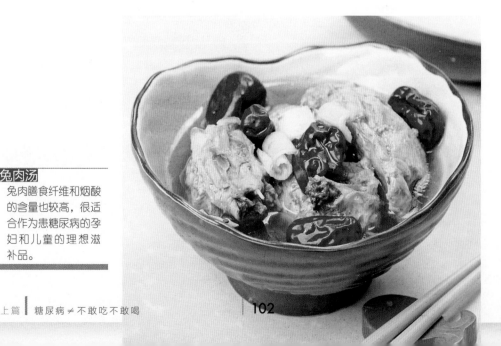

最佳食谱

兔肉炖南瓜

肥胖的糖尿病患者的选择

材料·南瓜 150 克，兔肉 50 克。

调料·葱花 5 克，盐 2 克。

做法·

1. 南瓜去皮除子，洗净，切块；兔肉洗净，切块。

2. 炒锅置火上，倒入植物油烧至七成热，加葱花炒香，放入兔肉翻炒至肉色变白，倒入南瓜块翻炒均匀，加适量清水炖至兔肉和南瓜块熟透，用盐调味即可。

食物交换份
0.4交换份的南瓜
0.5交换份的兔肉

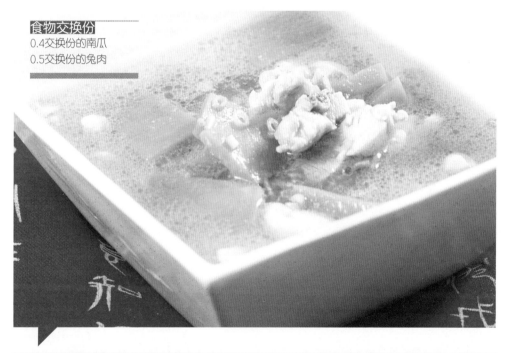

降低GI的食物组合			
菜名	食物组合	菜名	食物组合
芝麻兔肉	兔肉+黑芝麻	莴笋烧兔肉	兔肉+莴笋
萝卜兔肉煲	兔肉+白萝卜	清炖兔肉	兔肉+莲藕
绿豆芽炒兔肉丝	兔肉+绿豆芽	兔肉汤	兔肉+葱

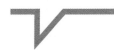

乌 鸡

能量
102千卡

降血糖，止消渴

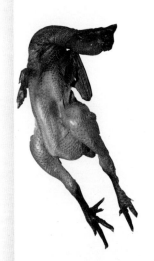

· 降糖功效全记录

乌鸡含有维生素 B₂、维生素 E，能提高糖尿病患者的应激适应能力，有助于清除体内自由基，保护胰岛细胞，还能促进胰岛素分泌，达到降血糖、止消渴的作用。

· 对哪种并发症有益

· 胆固醇过高

乌鸡含有铜，可降低血中甘油三酯及胆固醇的浓度，保持血管弹性。含有的锰能促进胆固醇在人体内转化、输送及排出。

· 这样吃更健康

1. 可将乌鸡骨头砸碎，与肉一起熬汤，滋补效果最佳，而且注意不要用高压锅，而要用砂锅熬炖。

2. 炖乌鸡时，适当加些醋，可帮助改善糖尿病的症状。

3. 乌鸡和香菇都有很好的滋补效果，适合糖尿病患者经常食用，能够补充丰富的蛋白质、矿物质、维生素，一起食用，可起到补血、补气、滋阴、控糖的作用。

特别提醒

乌鸡会生热助火，有严重皮肤病及伴有发热、咳嗽等症状的糖尿病患者不宜食用。

乌鸡汤
乌鸡连骨头一起炖汤喝最适合糖友了，既可以补虚，又能止渴降糖。

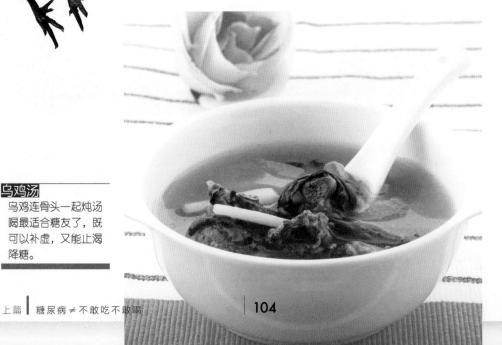

最佳食谱

栗子炖乌鸡

补虚养血

材料·栗子30克，乌鸡100克。

调料·葱段、姜片各5克，盐2克，香油适量。

做法·

1. 宰杀好的乌鸡洗净，切块；栗子去壳取出栗子仁。

2. 砂锅洗净，放入乌鸡块、栗子仁，加清水（以没过鸡、栗子仁为宜），加葱段、姜片小火炖2小时，加盐和香油调味即可。

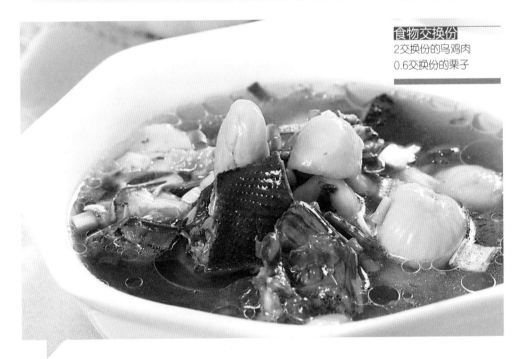

食物交换份
2交换份的乌鸡肉
0.6交换份的栗子

降低GI的食物组合			
菜名	食物组合	菜名	食物组合
淮山药炖乌鸡汤	乌鸡+淮山药	乌鸡葱白粥	乌鸡+大米+葱白
椰汁乌鸡汤	乌鸡+椰汁	草菇蒸乌鸡	乌鸡+草菇
红枣乌鸡汤	红枣+乌鸡	清炖乌鸡汤	乌鸡+葱

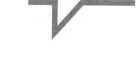

鸭肉

能量
240千卡

加强葡萄糖利用率，降低血糖

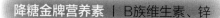

降糖金牌营养素 | B族维生素、锌

·降糖功效全记录

　　鸭肉含有较多的 B 族维生素，能补充 2 型糖尿病患者因胰岛素抵抗消耗的 B 族维生素，起到稳定血糖的作用。而且，鸭肉中的锌能加强细胞对葡萄糖的利用，有利于糖尿病患者血糖的降低。

·对哪种并发症有益

·糖尿病足

　　鸭肉中的 B 族维生素很丰富，特别是维生素 B_1，可抗脚气病，改善糖尿病足患者的症状，还能缓解外周神经炎症。

·这样吃更健康

1. 鸭肉性凉，食用时最好附加一些温性的食材，如枸杞子等，来平衡其凉性，能够防止对糖尿病患者胃肠产生不利影响。

2. 生姜性味温辛、温阳开胃，鸭肉滋阴补血，两者搭配食用，可以促进糖尿病患者的血液循环，对维护血管健康有很好的作用。

特别提醒

挑选鸭肉时宜选肉厚、结实且有光泽的，大便溏泄、月经少的女性不宜多食。

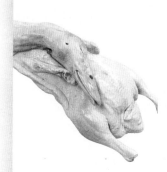

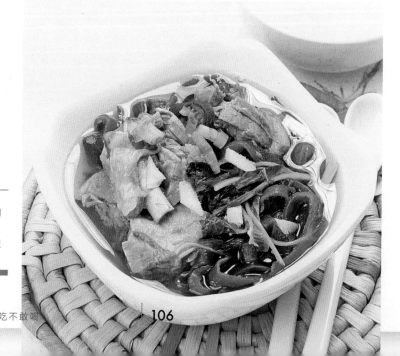

海带炖鸭汤
　　去掉鸭皮，吃鸭的胸脯肉，对糖友来说，可以防止过多胆固醇的摄入。

鸭肉拌黄瓜

补虚养血

材料·鸭肉 50 克，黄瓜 150 克。

调料·蒜末、盐、香油各适量。

做法·

1. 鸭肉洗净，煮熟，撕成丝；黄瓜洗净，切成丝。

2. 取盘，放入鸭肉丝和黄瓜丝，加盐、蒜末和香油拌匀即可。

食物交换份
1 交换份的鸭肉
0.3 交换份的黄瓜

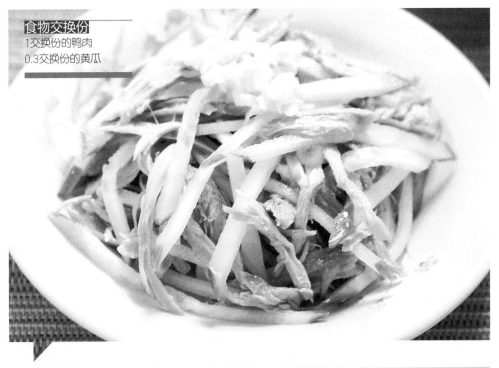

降低GI的食物组合			
菜名	食物组合	菜名	食物组合
木耳炖鸭丝	鸭肉+木耳	白菜鸭肉汤	鸭肉+大白菜
山药炖鸭肉	鸭肉+山药	海带鸭肉汤	鸭肉+海带
薏米老鸭煲	鸭肉+薏米	冬瓜鸭肉汤	鸭肉+冬瓜

鸽肉

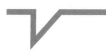

能量
201千卡

消瘦的糖尿病患者的良好选择

·降糖功效全记录

鸽肉优质蛋白质含量较丰富，易于吸收，可以滋补肾气，改善肾虚引起的内分泌代谢紊乱，稳定血糖。适用于肾精不足所造成的糖尿病，适合消瘦的糖尿病患者食用。

·对哪种并发症有益

·心血管病

鸽肉中含维生素 A、B 族维生素和维生素 E，可以保护糖尿病患者的视力和外周神经，对心血管也有保护作用，可防治糖尿病合并心血管病。

·这样吃更健康

1. 鸽肉适合清蒸或煲汤的烹调方法，这样能最大限度地保留其营养成分。

2. 鸽肉富含维生素 E、锌、硒等，而枸杞子中含有丰富的锌和硒，两者一起食用，可强化控糖作用。

特别提醒

由于鸽肉蛋白质含量很高，对于糖尿病合并肾衰竭的患者，不宜多食，否则易加重肾脏负担，可能导致病情恶化。

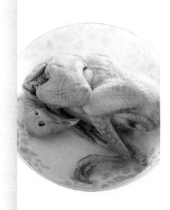

香菇煲乳鸽
鸽肉适合炖食，加些黄芪、枸杞子等，消瘦的糖友可经常食用。

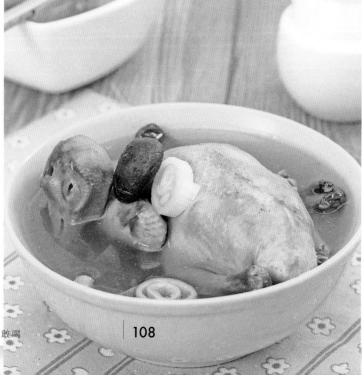

玉竹山药鸽肉汤

消除胰岛素抵抗，增强体质

材料·玉竹 15 克，山药 50 克，净白鸽 100 克。

调料·葱段、姜片各 10 克，盐 2 克，料酒、胡椒粉各少许。

做法·

1. 将鸽子洗净切块，入沸水中加料酒焯烫片刻取出；将山药去皮，切滚刀块，用沸水焯烫；玉竹用开水泡软备用。

2. 砂锅中倒入适量沸水，放入山药、鸽子、玉竹、葱段、姜片，大火烧沸，去掉浮沫，煮4～5分钟后加盖转小火炖30分钟，开盖后加盐、胡椒粉调味即可。

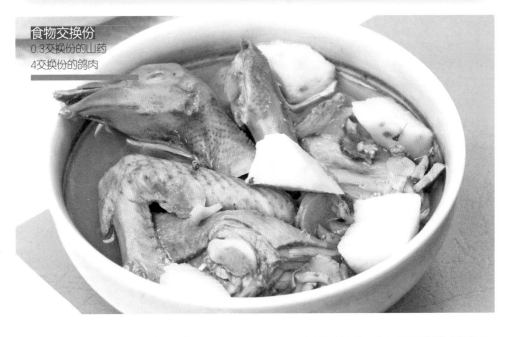

食物交换份
0.3交换份的山药
4交换份的鸽肉

降低GI的食物组合			
菜名	食物组合	菜名	食物组合
鸽肉萝卜汤	鸽肉+白萝卜	平菇拌乳鸽	乳鸽肉+平菇
玉米炖鸽肉	鸽肉+玉米	清蒸鸽肉	鸽肉+枸杞子
香菇炖鸽肉	鸽肉+香菇	鸽肉绿豆汤	鸽肉+绿豆

金针菇

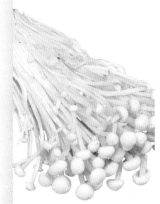

能量

26千卡

抑制血糖升高

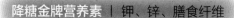

降糖金牌营养素 ｜ 钾、锌、膳食纤维

· 降糖功效全记录

　　金针菇含有丰富的钾、锌，钾能控制血糖的升高，锌可增加胰岛素原转化为胰岛素的能力，加强机体对葡萄糖的利用，降低糖尿病并发症的发病率。

· 对哪种并发症有益

· **动脉硬化**

　　金针菇中的膳食纤维能调节脂类代谢，结合胆酸，可以避免胆固醇在血管壁的沉积，从而预防动脉硬化，还可降低体内的血脂含量。

· 这样吃更健康

1. 在食用金针菇前，最好将其用沸水焯烫，或放在冷水中浸泡1~2小时，这样能够减少金针菇所含的秋水仙碱，防止对糖尿病患者胃肠黏膜的刺激。

2. 豆腐中含有丰富的蛋白质、矿物质、维生素等，金针菇则含有胡萝卜素、赖氨酸、精氨酸、锌等营养素，两者一起食用，能够增强糖尿病患者的体质，防止营养缺乏。

特别提醒

金针菇一定要煮熟再吃，否则容易引起中毒。

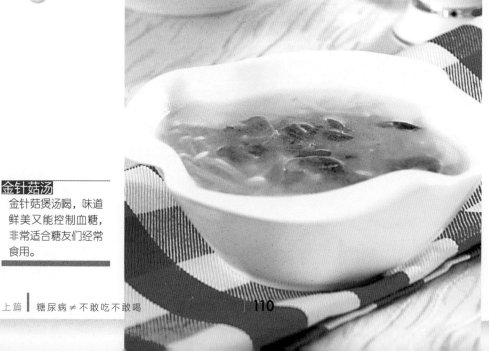

金针菇汤
　　金针菇煲汤喝，味道鲜美又能控制血糖，非常适合糖友们经常食用。

最佳食谱

金针菇鸡丝

增强免疫力，益气补血

材料·鸡胸肉 150 克，金针菇 50 克，青椒少许。

调料·葱丝、米酒、姜末、淀粉、盐、香油各适量。

做法·

1. 将鸡胸肉洗净，切丝，放入碗中，加入米酒、姜末、淀粉抓匀，腌渍10分钟；金针菇洗净，切除根部待用；青椒洗净，去子，切丝。

2. 锅内倒植物油烧热，放入鸡丝、金针菇炒熟，加盐调匀，撒上葱丝及青椒丝略炒，最后淋上香油即可。

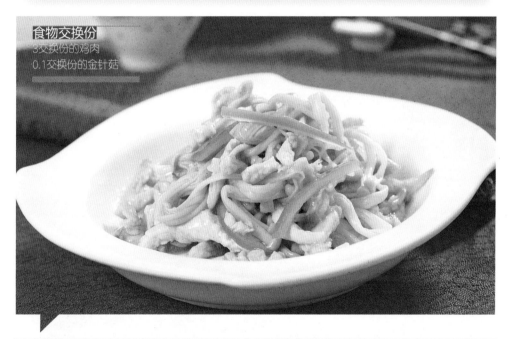

食物交换份
3交换份的鸡肉
0.1交换份的金针菇

降低GI的食物组合

菜名	食物组合	菜名	食物组合
金针菇拌黄瓜	金针菇+黄瓜	金针菇拌紫甘蓝	金针菇+紫甘蓝
金针菇炖豆腐	金针菇+豆腐	金针菇萝卜汤	金针菇+白萝卜
金针菇鱼片汤	青鱼+青椒+金针菇	金针菇炖鸡肉	金针菇+鸡肉

木耳

能量
26千卡

平稳血糖

· 降糖功效全记录

　　木耳中含有多糖成分，如甘露聚糖、木糖等，其功效在于能够修复受损的胰岛细胞，并为之提供能量，从而改善胰岛的分泌功能，起到平稳降血糖及调节血糖的作用。

· 对哪种并发症有益

· 动脉硬化

　　木耳中含有木耳多糖，可明显降低甘油三酯和总胆固醇含量，有防止和减轻动脉硬化症状的功效。

· 这样吃更健康

1. 木耳中所含的营养成分大多属于水溶性，炖汤食用最好，而且最好等水煮沸后再放木耳，可减少维生素的损失。

2. 豆腐可以提高糖耐量，提高胰岛素敏感性，促进葡萄糖利用率，搭配低能量的木耳，更有利于糖尿病患者血糖的稳定。

特别提醒

1. 木耳易滑肠，有慢性腹泻的糖尿病患者应慎食，以免加重症状。
2. 鲜木耳中含有"卟啉"，经日光照射能导致皮肤瘙痒、水肿等症状，因此最好食用干木耳，且要经过充分浸泡，避免对身体带来有害影响。

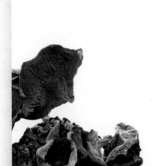

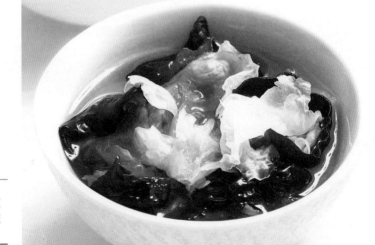

双耳汤
木耳加上银耳一起煮汤食用，可预防糖尿病合并眼底疾病。

最佳食谱

木耳炒莴笋

改善糖代谢，预防贫血

材料·水发木耳、莴笋各 100 克。

调料·葱花、盐、香油各 2 克。

做法·

1. 水发木耳洗净，切片；莴笋去叶，去皮，洗净，切条；红甜椒去蒂、子，洗净，切斜片；三种材料均用沸水焯烫。

2. 锅内倒植物油烧热，放入葱花、莴笋片、红甜椒片、水发木耳片翻炒，加入盐炒至熟，淋上香油即可。

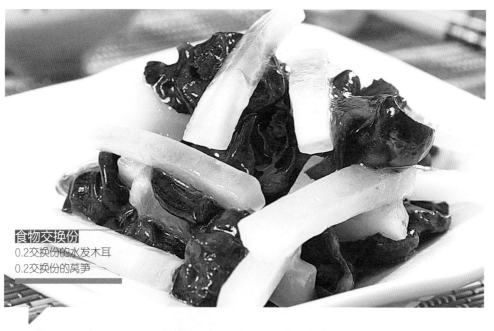

食物交换份
0.2交换份的水发木耳
0.2交换份的莴笋

降低GI的食物组合			
菜名	食物组合	菜名	食物组合
木耳炒洋葱	木耳+洋葱	木耳烩丝瓜	木耳+丝瓜
木耳海参汤	木耳+海参	素烧双耳	木耳+银耳
木耳炖白菜	木耳+大白菜	蒜薹木耳炒蛋	蒜薹+木耳+鸡蛋

香 菇

能量
19千卡

改善糖耐量

· 降糖功效全记录

香菇中所含的香菇多糖能调节糖代谢，改善糖耐量，促进肝糖原合成，减少其分解，从而缓解糖尿病患者的症状。

· 对哪种并发症有益

· 高血压

香菇有较丰富的钾元素，能维持机体正常的钠钾平衡，对糖尿病合并高血压的患者来说，经常食用香菇，既能平稳血糖，又能缓解血压升高。

· 这样吃更健康

1. 香菇含有很多水溶性维生素及香菇嘌呤等，所以浸泡时间和烹煮时间不宜过长，以防止其大量流失。

2. 香菇含钾高，有很好的降压效果，黄瓜含有果胶，可以抑制碳水化合物的吸收，能起到控制血糖和保护血管的作用。二者搭配食用，有控制血糖、防止血压升高的作用。

特别提醒

泡发干香菇的水不宜倒掉，经过沉淀之后，取水去泥沙，加入菜中一起烹调，可以增加菜肴美味，有增加食欲的功效，而且会保存溶解在水中的营养素。

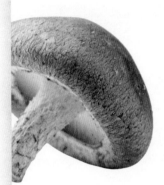

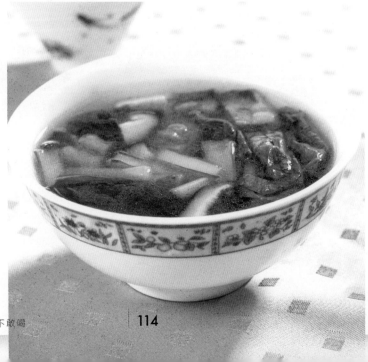

香菇汤
香菇煲汤，经常饮用，对糖尿病患者可起到保健的作用。

最佳食谱

香菇烧鹌鹑蛋

预防心脑血管疾病

材料·水发香菇 150 克，鹌鹑蛋 3 个。

调料·酱油 5 克，料酒 10 克，盐、香油、姜粉各少许。

做法·

1. 水发香菇洗净，去蒂，切片，入沸水中焯熟；鹌鹑蛋煮熟，取出，过凉，剥去皮。

2. 锅置火上，倒入水、鹌鹑蛋、酱油、料酒、姜粉、香菇片烧沸，改小火烧熟，加入盐烧入味，中火收汁，淋上香油拌匀即可。

食物交换份
0.3交换份的香菇
0.5交换份的鹌鹑蛋

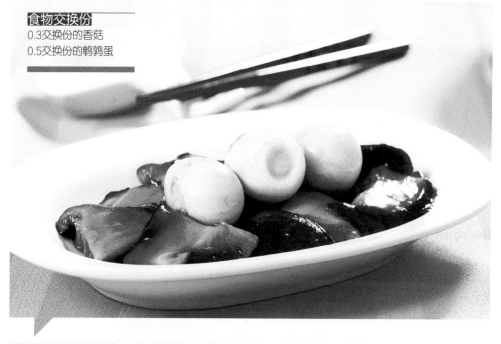

降低GI的食物组合			
菜名	食物组合	菜名	食物组合
海米香菇白菜汤	海米+香菇+大白菜	香菇炒木耳	香菇+木耳
香菇油菜	香菇+油菜	香菇炖豆腐	香菇+豆腐
香菇炒西芹	香菇+西芹	香菇茄条	香菇+茄子

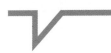

海 带

能量
12千卡

促进胰岛素
分泌

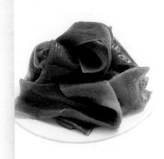

·降糖功效全记录

　　海带中含有特殊的物质——褐藻酸钠，能提高机体对胰岛素的敏感性，降低空腹血糖水平，从而改善糖耐量。另外，海带所富含的碘元素，能促进胰岛素分泌和葡萄糖代谢。

·对哪种并发症有益

·血管硬化

　　海带中有大量膳食纤维，能防止胆固醇在血管壁附着，降低血脂，所含的多不饱和脂肪酸 EPA，能降低血液黏度，防止血管硬化的发生。

·这样吃更健康

1. 海带在烹调前先用水浸泡 2~3 小时，换 3 次水，以减少其所含有害物质的量，降低对健康的危害。

2. 芝麻能改善血液循环，降低胆固醇，海带能净化血液，促进甲状腺素的合成，二者同食，美容、抗衰老的效果较佳，非常适合女性糖尿病患者经常食用。

> **特别提醒**
> 吃海带后不要立刻喝茶，吃酸涩水果也不好。茶与水果中含有单宁酸，易与海带中的铁、钙反应，不利于营养物质的吸收。

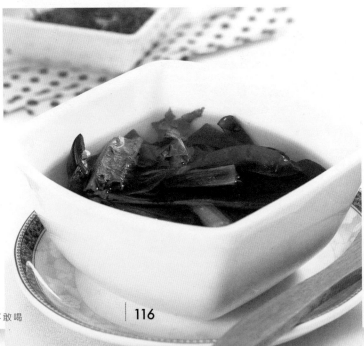

海带汤
　　海带煮汤或者凉拌，都很适合糖友们食用。

最佳食谱

海带三丝

降压降糖、利水

材料·海带、胡萝卜各 100 克，香菜适量。

调料·蒜末、醋、盐各适量，香油 3 克。

做法·

1. 海带洗净，放蒸锅中干蒸 30 分钟，取出，用清水浸泡片刻，捞出，沥干，切成约 10 厘米长的丝。

2. 胡萝卜洗净，切丝；香菜洗净，取梗，切长段。

3. 将切好的食材盛盘，倒入蒜末、醋、盐、香油拌匀即可。

食物交换份
1交换份的海带
0.5交换份的胡萝卜

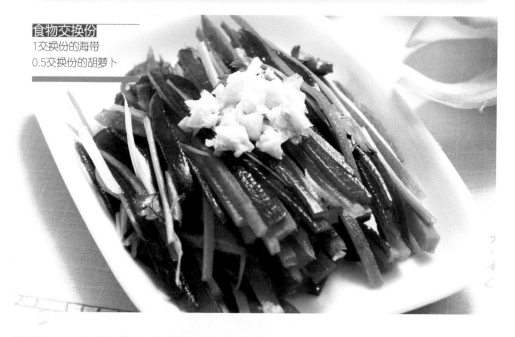

降低GI的食物组合			
菜名	食物组合	菜名	食物组合
蒜香海带	海带+黑芝麻+蒜	三丝小炒	海带+胡萝卜+洋葱
海带炖丝瓜	海带+丝瓜	冬瓜海带汤	海带+冬瓜
白菜海带丝	海带+白菜	肉末海带	海带+猪瘦肉

水产类

鳝鱼

能量
106千卡

**糖尿病患者
理想的食物
选择**

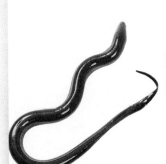

·降糖功效全记录

鳝鱼含有的特殊物质——黄鳝鱼素 A 和黄鳝鱼素 B，两者具有显著调节血糖的生理功能，对糖尿病有较好的辅助治疗作用。

·对哪种并发症有益

·眼病

鳝鱼含有丰富的维生素 A，能够帮助糖尿病患者增进视力，保护眼睛健康，有助于防治眼病的发生。

·这样吃更健康

1. 鳝鱼煲汤时，放入少许薏米，是糖尿病合并血脂异常患者的理想选择，汤味鲜美，更重要的是脂肪含量很少。

2. 鳝鱼和莲藕都有特殊的黏液，能促进人体对蛋白质的吸收，且两者同食还可以帮助控制血糖的稳定。

特别提醒

鳝鱼宜宰后尽快烹煮食用，因鳝鱼中含组氨酸，死后易发生变化而产生对人体有害的物质。

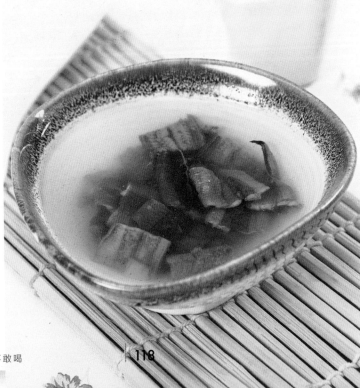

鳝鱼汤
鳝鱼煲汤食用，是糖友们的优质之选，既好喝，又能调节糖代谢。

最佳食谱

素炒鳝丝

调节血糖

材料·鳝鱼 200 克，香菇 30 克，洋葱 25 克。

调料·酱油、料酒、水淀粉、胡椒粉、盐各适量。

做法·

1. 鳝鱼洗净，去骨切丝；香菇洗净，去蒂，切片；洋葱去皮，洗净，切细丝。

2. 炒锅置火上，倒入油烧热，放入鳝丝煸炒片刻，放入香菇、洋葱炒至熟，盛出。

3. 另起一锅，倒油烧热，放入鳝丝、洋葱、香菇，调入少量盐、酱油、料酒、胡椒粉炒熟，用水淀粉勾欠即可。

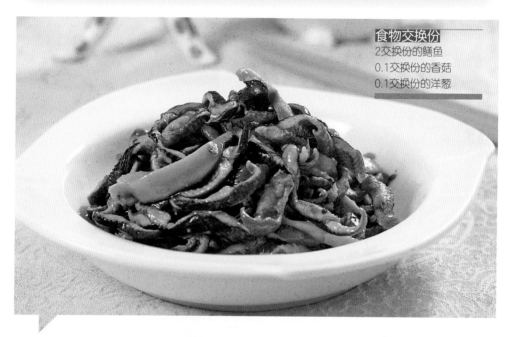

食物交换份
2交换份的鳝鱼
0.1交换份的香菇
0.1交换份的洋葱

降低GI的食物组合			
菜名	食物组合	菜名	食物组合
鳝鱼山药汤	鳝鱼+山药	鸡丝鳝鱼汤	鳝鱼+鸡肉
黄瓜鳝鱼段	鳝鱼+黄瓜	芹菜炒鳝鱼	鳝鱼+芹菜
鳝鱼丝面	鳝鱼+面条	韭黄炒鳝丝	鳝鱼+韭黄

泥 鳅

能量
96千卡

保护胰岛细胞

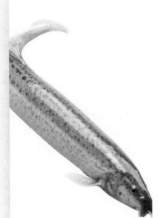

· 降糖功效全记录

泥鳅中含有丰富的不饱和脂肪酸，有抗氧化作用，能对胰岛细胞产生保护作用，防止其受自由基的损害，从而能维持对血糖的调控作用。

· 对哪种并发症有益

· **心血管病**

泥鳅的脂肪和胆固醇含量很少，蛋白质丰富，且含有不饱和脂肪酸，对心血管病有很好的预防作用，适合糖尿病并发心血管病的患者。

· 这样吃更健康

1. 泥鳅烹调前，用淡盐水浸泡40分钟，可以使泥鳅更容易入味，促进营养物质的吸收。

2. 豆腐蛋白质、维生素、微量元素含量很丰富，但蛋氨酸缺乏，而泥鳅富含蛋氨酸，两者同食，营养互补，疗效加倍。对糖尿病患者有很好的调理和保健效果。

特别提醒

泥鳅含钾较高，服用螺内酯、氨苯蝶啶或者补钾的药物时，不宜食用泥鳅，以免引起高钾血症。

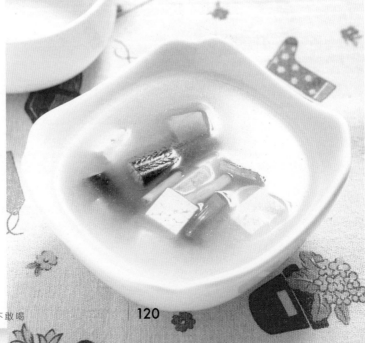

泥鳅豆腐汤
佐餐饮用，非常适合中老年糖尿病患者食用，能稳定血糖。

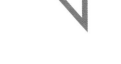

鳕 鱼

能量
88千卡

**提高胰岛素
敏感性**

· 降糖功效全记录

鳕鱼中的 ω-3 脂肪酸能提高胰岛素的敏感性，从而降低血糖水平，预防血糖升高。

· 对哪种并发症有益

· **血脂异常**

鳕鱼含有丰富的镁元素，能够很好地保护心血管系统，减少血液中的胆固醇含量，防止血脂增高、动脉硬化，还能增加心肌供血量。

· 这样吃更健康

1. 鳕鱼最好选择清蒸，被称为餐桌上的"瘦身专家"，非常适合肥胖及并发血脂异常的糖尿病患者食用。

2. 鳕鱼富含镁，草菇维生素 C 的含量丰富，两者一起食用，能保护糖尿病患者的心脑血管。

特别提醒

由于鳕鱼皮中嘌呤的含量很高，血尿酸过高者食用时，最好去掉鱼皮。

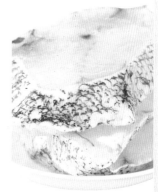

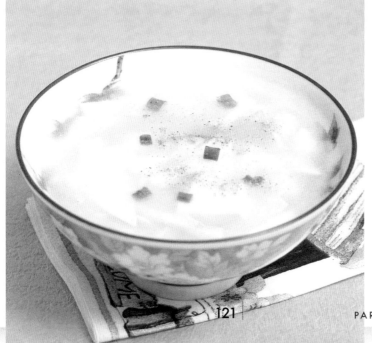

鳕鱼汤
鳕鱼去内脏后，煮汤食用，不但味美，还能保护糖友们的心血管健康。

海 参

能量
78千卡

降低血糖活性

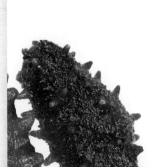

降糖金牌营养素 | 酸性黏多糖、海参皂苷

·降糖功效全记录

海参中的酸性黏多糖可以降低血糖，抑制糖尿病发生，所含的钾对胰岛素分泌起着重要作用，海参皂苷能激活胰岛细胞活性。

·对哪种并发症有益

·血脂异常

海参富含钒和牛磺酸，可以防止脂肪肝形成，常食还能够抑制胆固醇的合成，并能增强心脑血管的弹性，起到防治血脂异常、心血管病、高血压的功效。

·这样吃更健康

1. 空腹食用海参吸收好。

2. 海参含有丰富的蛋白质、维生素、矿物质等，木耳也是补养的良材，两者搭配能强壮筋骨，有利于胃肠蠕动，促进排便，还能帮助防止糖尿病患者血压增高。

特别提醒

1. 肾功能不全的患者，不要食用过多，以免增加肾脏负担。

2. 吃海参时，不要加醋，以免影响对海参所含营养的吸收和利用。

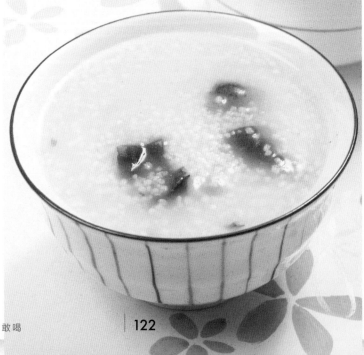

海参粥

海参煮粥，补中益气，非常适合身体瘦弱的糖尿病患者经常食用。

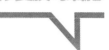

扇贝

能量

88千卡

修复胰岛细胞

· 降糖功效全记录

　　扇贝硒元素含量很丰富，能防止胰岛细胞氧化破坏，并修复受损的胰岛细胞，参与胰岛素的合成、分泌、储存等，还能调节糖代谢，降低血糖和尿糖。

· 对哪种并发症有益

· 高胆固醇血症

　　扇贝中含有能降低血清胆固醇的物质，能抑制胆固醇在肝脏的合成，并加速其排泄，从而使体内胆固醇下降。

· 这样吃更健康

1. 扇贝本身味道鲜美，烹饪时可以少加盐等调料，有利于糖尿病患者的血糖稳定，防止并发症的发生。

2. 吃扇贝时搭配些大蒜，能延长 B 族维生素在体内的停留时间，有利于机体对 B 族维生素的充分吸收，对预防糖尿病外周神经炎症有很好的作用。

特别提醒

1. 扇贝性寒凉，故脾胃虚寒者不宜多吃。
2. 不要食用未熟透的扇贝，以免引起肝炎等疾病。

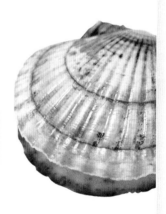

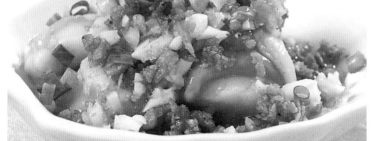

蒜蓉蒸扇贝

糖友们可以将扇贝与大蒜一起搭配食用，能调节糖代谢。

牡蛎

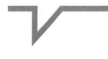

能量
60千卡

减轻胰腺负担，调节血糖水平

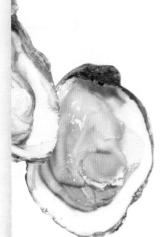

降糖金牌营养素 ｜ 牛磺酸、锌、镁、钾

·降糖功效全记录

牡蛎中含有丰富的牛磺酸，能促进肝糖原的转化，减轻胰岛负担，有益于糖尿病患者的健康。牡蛎所含的锌、镁、钾等营养素，可以促进胰岛素分泌，调节血糖水平。

·对哪种并发症有益

·外周神经病变

牡蛎含丰富的 B 族维生素，能够维护神经系统的健康，预防和辅助治疗糖尿病伴随的外周神经病变，对预防脑卒中也有一定作用。

·这样吃更健康

1. 牡蛎食用时，加入一些白葡萄酒，可以去腥味，且能开胃助消化，对糖尿病患者来说，有利于对营养的吸收。

2. 牡蛎富含钙和锌，能促进人体生长发育；牛奶含钙也很丰富，二者同食，有助于防止糖尿病患者钙质缺乏。

特别提醒

1. 在蒸煮过程中，如果牡蛎不能张开壳，一般已经变质，不宜食用。

2. 牡蛎不要与膳食纤维含量高的食物大量搭配食用，以免影响锌的吸收。

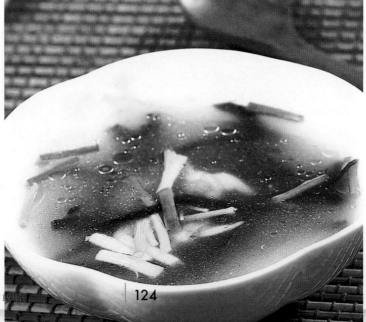

牡蛎海带汤
牡蛎做汤可控制油脂的摄入量，降低血脂，防止糖尿病患者血脂增高。

最佳食谱

牡蛎煎蛋

安眠

材料·去壳牡蛎50克，鸡蛋1个。

调料·葱花5克，盐2克，花椒粉少许。

做法·

1. 牡蛎洗净；鸡蛋洗净，磕入碗内，打散，放入牡蛎、葱花、花椒粉、盐，搅拌均匀。

2. 锅置火上，倒入适量植物油，待油烧至六成热，淋入牡蛎鸡蛋液，煎至两面呈金黄色，撒上葱花即可。

食物交换份
0.6交换份的牡蛎
1交换份的鸡蛋

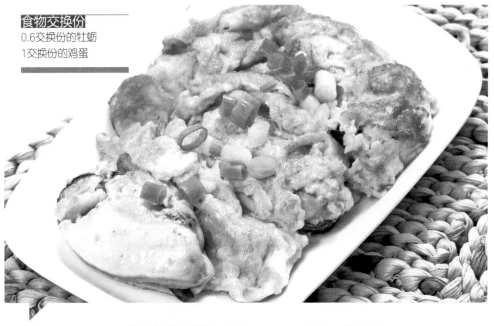

降低GI的食物组合			
菜名	食物组合	菜名	食物组合
牡蛎萝卜丝汤	牡蛎+白萝卜	菠菜拌牡蛎	牡蛎+菠菜
牡蛎小米粥	牡蛎+小米	海带牡蛎汤	牡蛎+海带
牡蛎肉末粥	牡蛎+猪瘦肉+大米	牡蛎豆腐汤	牡蛎+豆腐

山楂

能量
95千卡

预防糖尿病并发血管疾病

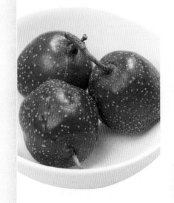

降糖金牌营养素 ｜ 胡萝卜素、果胶

·降糖功效全记录

山楂中含有丰富的胡萝卜素、果胶，能够促进胰岛素正常分泌，维持血糖的正常水平，并能促进胃肠蠕动，抑制血糖升高，还能防止便秘。

·对哪种并发症有益

·血管疾病

山楂具有活血通络、降血脂的功效，对预防糖尿病并发血管疾病有良好的效果。

·这样吃更健康

1. 山楂富含解酯酶，鲜食可以解油腻，促进消化，有助于防止糖尿病患者体内胆固醇过高。

2. 草莓和山楂一起食用，能够增加胃肠蠕动，提高消化系统功能，防止便秘。

特别提醒
1. 山楂不宜空腹食用，以免加重饥饿感引起胃痛。
2. 胃酸过多的人不宜食用。
3. 山楂有收缩子宫的作用，女性在孕早期要少吃。

山楂大米粥
山楂20克，大米50克，煮粥食用，有健脾利胃的功效。

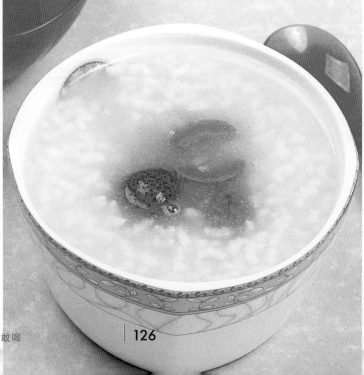

苹果

能量
52千卡

稳定血糖水平

· 降糖功效全记录

　　果胶、铬是苹果中有利于糖尿病患者的营养素。铬能提高机体对胰岛素的敏感性，而果胶能稳定血糖水平。因此，苹果适合糖尿病患者经常食用。

· 对哪种并发症有益

· 血管疾病

　　苹果中含有硼与锰等元素，可以促进钙的吸收和利用，从而起到预防骨质疏松的作用，老年糖尿病患者可以经常适量食用。

· 这样吃更健康

1. 食用苹果要现吃现切，不要切开后长时间放置，除了可以防止氧化变黑外，还有利于所含营养素的保存。
2. 苹果与猪肉两者一起食用，除了营养丰富外，苹果还可消除猪肉的异味，其所含膳食纤维可减少猪肉中胆固醇的吸收。

特别提醒

1. 溃疡性结肠炎患者、白细胞减少者及前列腺增生患者要少吃苹果。
2. 苹果含果酸，和胃酸混合会增加胃的负担，因此不宜空腹大量吃苹果。

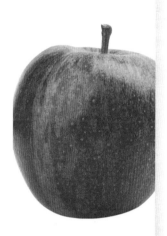

苹果
一天吃一个苹果，或一周吃四次，长期坚持，对稳定血糖有益。

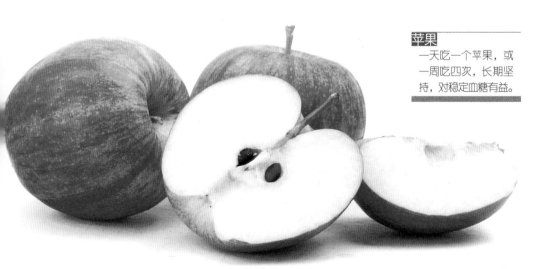

桑葚

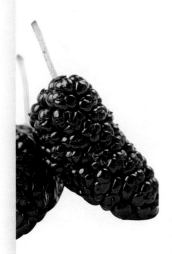

能量
49千卡

预防糖尿病
合并肾病的
发生

· 降糖功效全记录

桑葚中的花青素抗氧化能力极强，可保护胰岛细胞，促进胰岛素分泌，降低血糖。维生素 B$_1$ 则可维持正常糖代谢，并能预防糖尿病患者的肾脏损伤，避免微血管病变和肾病的发生。

· 对哪种并发症有益

· 血管硬化

桑葚含有脂肪酸，可以分解脂肪，调节血脂，起到预防血管硬化等作用，所含的芦丁能保护毛细血管壁，对视网膜出血有防治作用。

· 这样吃更健康

1. 桑葚煮食可以中和其偏寒的属性，有利于防止糖尿病患者出现胃肠不适，但是注意不要使用铁器，以免生成有毒物质。

2. 桑葚和桂圆中均含有丰富的铁元素，搭配食用能够很好地补充人体所需的铁，帮助预防贫血。

> **特别提醒**
> 1. 桑葚性寒，大便稀软者不宜食用。
> 2. 桑葚中含有溶血性过敏物质及透明质酸，不宜过量食用，否则易发生出血性肠炎。

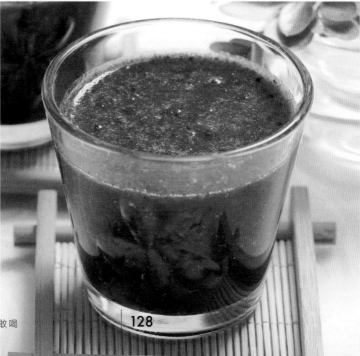

桑葚葡萄乌梅汁
每天喝一杯，有补血、乌发、安神、助消化等多种作用。

番石榴

能量
41千卡

利于糖尿病患者病情恢复

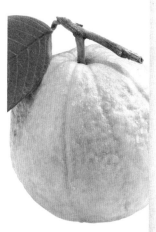

·降糖功效全记录

番石榴含铬和番石榴多糖，两者均能保护胰岛细胞，防止其受损，利于糖尿病患者病情恢复，减轻患者症状，帮助血糖得到控制。

·对哪种并发症有益

·脑出血

番石榴含有丰富的维生素C，可降低胆固醇，帮助防止糖尿病患者出现脑出血。另外，还可预防心肌梗死或脑卒中。

·这样吃更健康

1. 取番石榴干果50克，苦瓜1根，用水煎服，每日2次，能较好地改善糖尿病患者的症状。

2. 番石榴富含维生素C，和猪肉一起食用，能够促进人体吸收猪肉中的铁，从而能增长体力，防止贫血，还有益于皮肤的健康，保持面色红润。

特别提醒

番石榴有收敛止泻的作用，对于习惯性便秘的人或有内热的人不宜多吃。

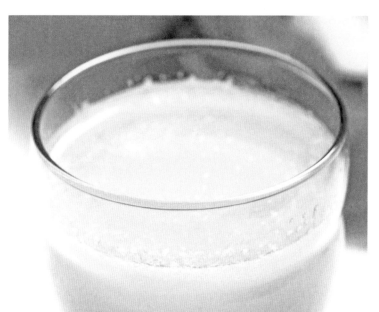

番石榴汁
每天一杯番石榴汁，有很好的降糖作用。

柚子

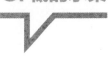

能量
41千卡

GI 低的水果

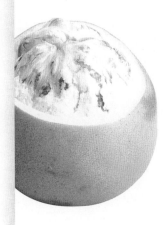

降糖金牌营养素｜铬

· 降糖功效全记录

　　柚子含有类似于胰岛素成分——铬，可以促进胰岛素的分泌，起到降糖作用。含有的柚苷配基有助于消化分解脂肪，减轻胰岛细胞负荷。而且柚子的 GI 较低，能量转化慢，是适合糖尿病患者食用的水果。

· 对哪种并发症有益

· 高血压

　　柚子是一种钾多钠少的水果，且钠的含量极少，这对糖尿病合并高血压及心脑血管疾病的患者，是很好的食材选择。

· 这样吃更健康

1. 柚子宜在餐后半小时以后食用，这样有助于食物的消化和营养的吸收。

2. 番茄和柚子都含维生素 C，且能量与碳水化合物含量都低，一起榨汁饮用，能帮助清除体内自由基，预防糖尿病神经病变和血管病变。

> **特别提醒**
>
> 糖尿病合并高血压的患者，在服用降压药期间不宜吃柚子，因为可能导致血压骤降等不良反应。

柚子果汁
每天喝一杯。非常适合肥胖的糖尿病患者饮用。

橘 子

能量

213千卡

预防糖尿病患者视网膜出血

· 降糖功效全记录

橘子中的维生素 P 能预防视网膜出血；维生素 C 可维持胰岛素功能，促进葡萄糖的利用；果胶可延长食物在肠内的停留时间，降低葡萄糖的吸收速度，防止餐后血糖急剧上升。

· 对哪种并发症有益

· 动脉硬化

橘子含有维生素 C、柠檬酸等十余种营养物质，可以提高肝脏解毒功能，且能加速胆固醇转化，防止动脉硬化。

· 这样吃更健康

1. 在食用橘子时，不宜将其表面白色的橘络丢掉。这种物质能保持血管弹性和密度，减少血管壁的脆性和渗透性，防止血管病变。

2. 橙子维生素 C 含量丰富，橘子中含有芦丁，两者一起食用，可加强维生素 C 的功效，从而增强糖尿病患者的免疫力。

特别提醒

橘子属于含能量较多的水果，一次不宜过多食用，否则容易引起"上火"，导致口腔炎、牙周炎等病症的发生。

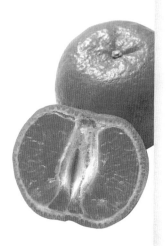

橘子汁

每天喝一杯橘子汁，有助于提高糖尿病患者食欲，还能防止餐后血糖上升的速度。

中药类

马齿苋

保持血糖稳定

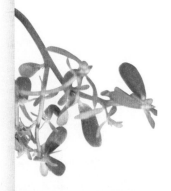

· 每日适宜用量：
煎汤10~15克；
鲜品30~60克。

马齿苋炒鸡蛋

马齿苋30克，鸡蛋2个。马齿苋去杂，洗净，焯水后切段。鸡蛋打散，与马齿苋调匀，加入调料炒熟即可。此菜能清热解毒，适合糖尿病患者夏季食用。

降糖金牌营养素 ｜ 去甲肾上腺素

· 降糖功效全记录

马齿苋中含有去甲肾上腺素，能帮助增加胰岛素分泌，调节人体糖代谢，对降低血糖浓度及保持血糖稳定有一定的作用，糖尿病患者可适量食用。

· 对哪种并发症有益

· **心脏病**

马齿苋含有 γ-3 脂肪酸，可以抑制血栓素 A_2 形成，降低血液黏度，预防心脏病的发生。

· 这样吃更健康

1. 马齿苋中含有较多草酸，与钙结合会形成草酸钙，不利于人体吸收，进食前要去掉根和老茎，用沸水焯后再食用，有利于发挥其作用，减少对健康的不利影响。

2. 黄豆芽水分和膳食纤维含量较多，能量较低，还含有优质植物蛋白质、维生素和矿物质，可增强机体抗病毒、抗肿瘤的能力，与马齿苋搭配一起食用，既能解毒，又可滋补身体。

特别提醒

马齿苋性寒凉而滑利，且对子宫有明显的兴奋作用，孕妇禁食，以免造成流产。

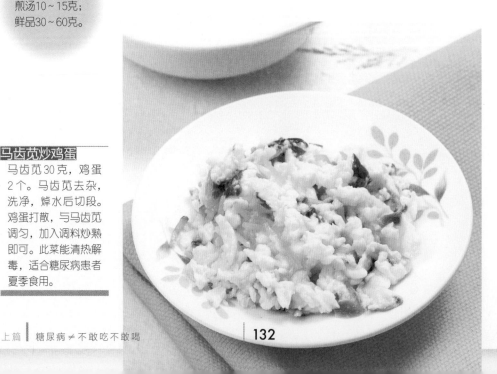

罗汉果

辅助降糖

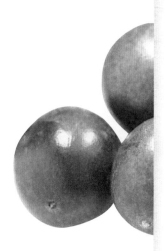

· **降糖功效全记录**

　　罗汉果中含有甜味素，虽然比蔗糖甜300倍，但不产生能量，而且还有降糖作用，可辅助治疗糖尿病，适合糖尿病患者食用。

· **对哪种并发症有益**

· **水肿**

　　罗汉果有消肿的功效，能提高血液渗透压，可用于缓解水肿，防治水肿的发生。

· **这样吃更健康**

1. 罗汉果压碎后煮茶饮用，不但能缓解咽喉肿痛，还有减肥效果，肥胖的糖尿病患者可经常饮用，有利于控制体重。

2. 罗汉果有止咳定喘、清凉解暑的功效，雪梨也能清热养胃、滋阴润肺，两者在一起做饮品，可起到养阴、清热、止咳的效果，适合糖尿病患者夏秋季饮用。

特别提醒

罗汉果性味甘凉，脾胃虚寒的患者不宜食用。

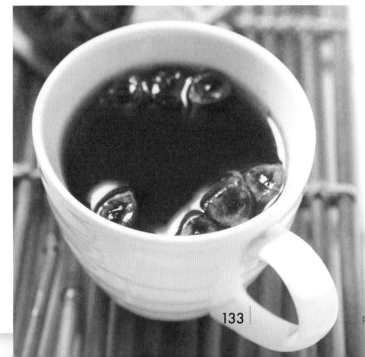

罗汉果茶
鲜罗汉果2个洗净切片，沸水冲泡闷15分钟，代茶饮，可冲泡3~5次。

栀 子

促进胰岛素正常分泌

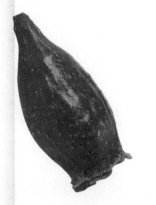

·降糖功效全记录

栀子中含有独特的化学物质——栀子素、栀子苷等，能阻止那些抑制胰岛素生产的酶发挥作用，从而促进胰岛素正常分泌，继而改善糖尿病病情。

·对哪种并发症有益

·高血压

栀子是药食两用食材之一，有护肝利胆、降压降糖、止血消肿等作用，对辅助治疗糖尿病并发高血压有一定效果。

·这样吃更健康

1. 取金银花、栀子、山楂各 10 克，甘草 3 克，将材料加水煎汤，取汤汁，晾凉后代茶饮即可。此茶有去热消暑的功效，适合糖尿病患者夏季饮用。

2. 栀子和金银花搭配泡茶饮用，有清热解毒、去热消暑、凉血消炎的功效，适合夏季饮用。

特别提醒

栀子味苦性寒，因此，脾虚泄泻以及肾阳不足的人应慎食。

·每日适宜用量：
煎汤：5~10克。

栀子黄连茶

取栀子 10 克，黄连 3 克。将所有材料一起放入杯中，再用沸水冲入，然后盖上盖子闷泡约 10 分钟即可。

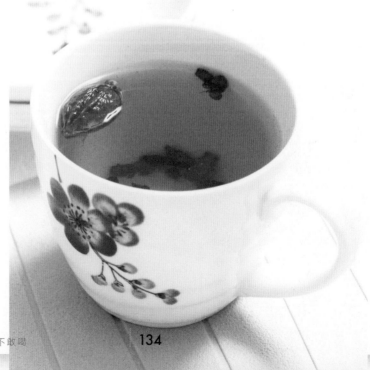

降糖金牌营养素｜铃兰苷、黏液质

修复胰岛
细胞

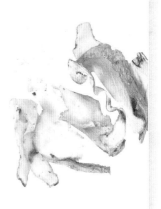

·降糖功效全记录

玉竹中含有铃兰苷、黏液质等成分，能够帮助消除胰岛素抵抗，修复胰岛细胞，增加胰岛素的敏感性，从而调节血糖水平。

·对哪种并发症有益

·动脉粥样硬化

玉竹中含有胡萝卜素、维生素 C 等成分，能够降低血液中的甘油三酯水平，对动脉粥样硬化的形成有一定的缓解作用。

·这样吃更健康

1. 取玉竹 10 克，鲜山药、黄瓜各 70 克。山药和黄瓜均洗净、切片，然后将材料放入锅中，加水煮汤，最后加盐调味即可。对糖尿病患者干咳、烦渴、多饮等症状有一定疗效。

2. 玉竹和人参一起食用，可以起到解忧除烦、安心静气的效果，适合工作压力大、易紧张敏感的人。

特别提醒

痰湿气滞者以及脾虚便溏者不宜服用玉竹，以免症状加重。

·每日适宜用量：
煎汤：6~12克为宜。

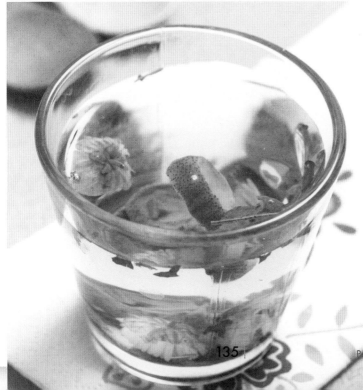

桑叶菊花玉竹茶
取桑叶、玉竹各 2 克，杭白菊 4 朵，山楂干品 3 克。将所有材料一起放入杯中，用沸水冲入，然后盖上盖子闷泡约 8 分钟即可。

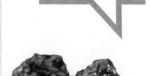

乌梅

对老年糖尿病患者有益

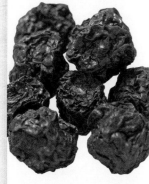

· 每日适宜用量：
煎汤4~7.5克为宜。

罗汉果乌梅甘草茶
取罗汉果1枚，乌梅2枚，五味子5克，甘草3克。将罗汉果、乌梅捣碎，与五味子、甘草一起放入杯中，冲入沸水，盖上盖子闷泡15分钟即可。

降糖金牌营养素 ｜ 苹果酸

· 降糖功效全记录

乌梅中含有苹果酸成分，能够起到稳定血糖的作用，尤其对老年糖尿病患者有很好的效果。

· 对哪种并发症有益

· 高血压

乌梅中含有柠檬酸、苹果酸，有降压、安眠等功效，对伴有高血压的糖尿病患者有不错的疗效。

· 这样吃更健康

1. 取黄芪50克，乌梅20克，用水煎汤，代茶饮用，每日1剂。坚持1周，有较好的降糖功效。

2. 乌梅和罗汉果一起搭配泡茶饮用，能够起到补充益气、清肺热、清咽利喉的作用。

特别提醒
感冒发热、咳嗽多痰的人应少食；妇女正常月经期以及怀孕的女性应少食。

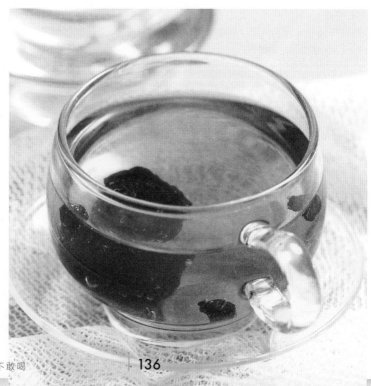

荷叶

间接调节血糖水平

· 降糖功效全记录

荷叶中含有黄酮类物质，能够促进胰岛细胞功能的恢复，从而间接起到调节血糖水平的作用。

· 对哪种并发症有益

· 血脂异常

荷叶能够降低血清中的甘油三酯和胆固醇水平，起到调节血脂的功效，对血脂异常有不错的作用。

· 这样吃更健康

1. 取鲜荷叶1张，大米20克，糙米25克。先将荷叶洗净，煎汤汁，然后用荷叶汤汁同大米、糙米一起煮粥即可。此粥有调节血糖、减肥降脂的功效，适合肥胖的糖尿病患者。

2. 荷叶和山楂一起搭配食用，能够起到解暑、醒神、降压的作用。

特别提醒

身体消瘦、气血虚弱的人不宜用荷叶。

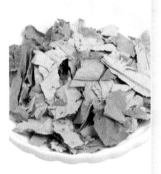

· 每日适宜用量：
干品：6~10克，
鲜品：15~30克。

决明子荷叶茶

取决明子10克，荷叶干品6克，乌龙茶3克。将决明子放入锅中，炒干；荷叶切成丝。将所有材料一起放入杯中，冲入沸水，然后盖上盖子闷泡10分钟即可。

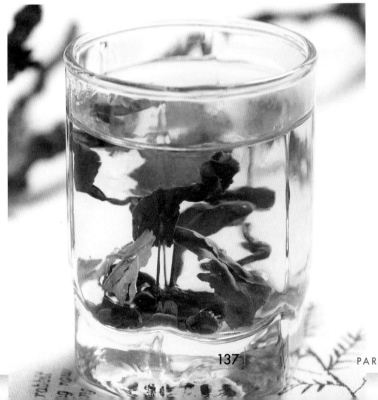

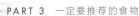

茯苓

控制餐后血糖代谢

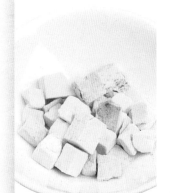

· 每日适宜用量：
煎汤10~15克。

人参茯苓二米粥

人参3克，茯苓15克，小米、大米各15克。将人参、茯苓洗净，焙干，研成细粉，同小米、大米一起用小火熬至成粥即可。

降糖金牌营养素｜茯苓多糖、膳食纤维

· 降糖功效全记录

　　茯苓含有茯苓多糖和不溶性膳食纤维，可促进胃排空，减少机体对于碳水化合物与脂肪的吸收，降低空腹血糖浓度，减少胰岛素需要量，还能控制餐后血糖代谢。另外，茯苓能恢复自身胰岛功能，从而达到降糖的效果。

· 对哪种并发症有益

· 糖尿病肾病

　　茯苓具有利尿作用，对肾源性和心源性水肿患者作用显著，可辅助治疗糖尿病合并肾病。

· 这样吃更健康

1. 茯苓15克，淮山药12克，谷麦芽各30克，鲜鸭胗、干鸭胗各1个。将材料煮汤饮服即可，适用于糖尿病患者食欲缺乏的治疗。

2. 茯苓与豆腐同食，可以起到健脾化湿、降低血糖的功效，适合中度肥胖的糖尿病患者食用。需要注意的是，阳虚者不宜食用。

特别提醒

口干舌燥、便秘、肾虚多尿的患者不宜多用。

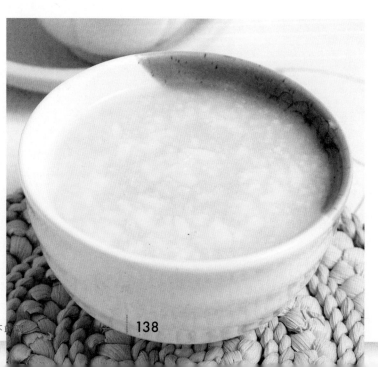

桑叶

调节血糖水平

·降糖功效全记录

桑叶中含有多种黄酮类物质、生物碱以及桑叶多糖等成分，能够帮助调节血糖水平，起到稳定血糖的功效。

·对哪种并发症有益

·高血压

桑叶中含有芸香苷、槲皮素、γ-氨基丁酸等物质，能够增强血管紧张素转换酶的活性，促使血压下降。对糖尿病合并高血压患者很有益。

·这样吃更健康

1. 取干桑叶5克，菊花5克。将材料装入茶包内，用沸水冲泡，闷1分钟后倒掉水，再次冲泡，闷10分钟即可。对糖尿病患者眼部疾患有一定的辅助治疗效果。

2. 桑叶有消除体内多余脂肪、降低血脂的功效，荷叶也能帮助防止血脂出现异常，两者搭配有减肥降脂的作用。

特别提醒

桑叶性寒，脾胃功能虚弱的人不宜食用桑叶。

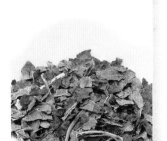

·每日适宜用量：
煎汤：5~10克为宜。

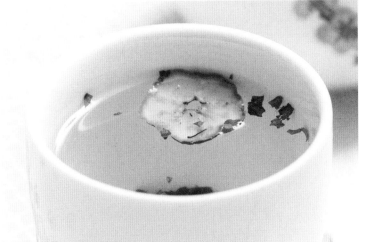

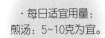

桑叶山楂茶
取桑叶3克，山楂6克。将所有材料一起放入杯中，再冲入沸水，然后盖上盖子闷泡5分钟即可。

黄 精

稳定血糖

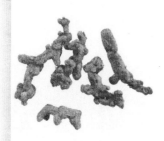

· 每日适宜用量：
煎汤15~25克，鲜品
50~100克。

· 降糖功效全记录

　　黄精多糖是黄精中的一种特殊成分，有降低血糖的作用；另外，黄精中还含有不溶性膳食纤维，对糖尿病患者稳定血糖也有一定作用。

· 对哪种并发症有益

· **心血管病**

　　对于糖尿病并发心血管病，黄精可增加患者的冠状动脉血流量，调节血脂，从而减轻冠状动脉粥样硬化程度，起到一定的防治效果。

· 这样吃更健康

1. 乌鸡半只，红豆 100 克，黄精 25 克，陈皮 1 块。将材料处理好放入砂煲内，加水煲汤食用。对脾虚体弱、面色苍白、食欲不好的糖尿病患者有不错的功效。

2. 黄精和熟地、羊肉一起食用，适合糖尿病患者口渴、腰膝酸软等症，有滋肾健脾、控糖降压的作用。

特别提醒

黄精药性较滋腻，助湿生疾，痰湿、胃胀、脾胃阳虚及泄泻便溏的人不宜单独食用。

黄精煲兔肉
黄精 20 克，麦冬 15 克，兔肉 150 克，火腿肉 50 克，干香菇 15 克，一同煲汤食用，能减轻胰岛损伤。

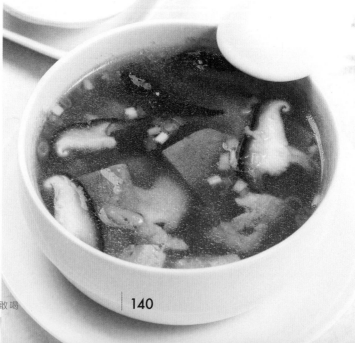

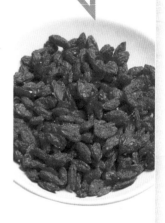

枸杞子

增加胰岛素敏感性，提高糖耐量

· 降糖功效全记录

枸杞子富含枸杞子多糖，它有改善胰岛细胞的功能，能增加胰岛素敏感性及肝糖原的储备，从而降低血糖水平。另外，枸杞子还有防止餐后血糖升高、提高糖耐量的效果。

· 对哪种并发症有益

· **血脂异常**

枸杞子能促进肝细胞再生，保护肝脏功能，通过降低血清胆固醇、甘油三酯的含量，起到预防糖尿病并发脂肪肝和血脂异常的作用。

· 这样吃更健康

1. 枸杞子 10 克，南瓜块、大米各 50 克。枸杞子洗净后去杂，大米淘净，然后将三者一同加入电饭煲内，加水煲饭即可。能起到补肾明目的功效。

2. 鸽肉含有维生素 E、锌、硒等营养素，枸杞子也含锌、硒，两者一起食用，可强化控糖功效。

特别提醒

枸杞子温热作用强，有发热、腹泻等症状的患者不宜食用。

· 每日适宜用量：
煎汤6~15克。

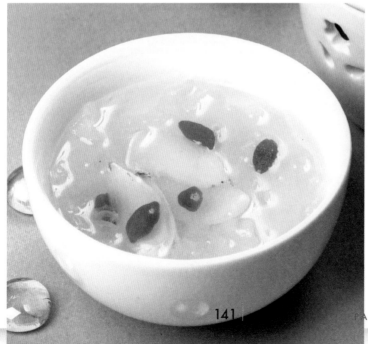

银耳百合枸杞羹
银耳 15 克，鲜百合 30 克，枸杞子 5 克。银耳入锅加水煮至汤汁浓稠，下入鲜百合和枸杞子略煮即可。

葛根

减轻胰岛素抵抗，清除自由基

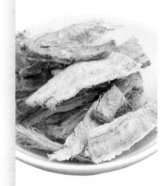

降糖金牌营养素 ┃ 葛根素

· 降糖功效全记录

葛根素是葛根中独特的降糖物质，它有提高胰岛素敏感性，减轻胰岛素抵抗，清除体内自由基，帮助降血糖的作用。

· 对哪种并发症有益

· 视网膜病变

葛根中的葛根素、总黄酮能改善心肌氧代谢，扩张外周血管，改善微循环，有益于糖尿病微血管病变所致的外周神经损伤和视网膜病变等。

· 这样吃更健康

1. 葛根5克，生山楂片10克，研末，开水冲服，每日3次。长期服用，能活血化瘀、燥湿化痰，适用于糖尿病合并高血压、冠心病的患者。

2. 葛根能提高胰岛素敏感性，和枸杞子同食，可增强提高糖耐量的功效，适合各型糖尿病患者选择。

特别提醒

1. 葛根能刺激雌激素分泌，因此乳腺增生患者及孕产期妇女不宜食用。

2. 葛根不要空腹服用，也不宜多服，不然易伤胃。

· 每日适宜用量：
煎汤10~15克。

葛根茶

葛根洗净，切成薄片，每次10克，加水煮沸后当茶饮用，对糖尿病患者消渴症状有缓解效果。

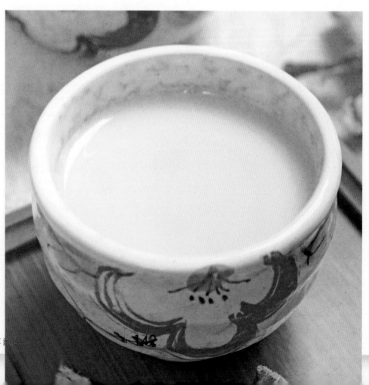

芡实

控制餐后血糖上升速度

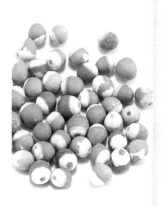

·降糖功效全记录

芡实中含有较多的膳食纤维和钙，前者能够控制餐后血糖上升速度，后者能够刺激胰岛细胞，促进胰岛素正常分泌

·对哪种并发症有益

·高血压

芡实中的膳食纤维能够调整体内碳水化合物和脂类代谢，结合胆酸，避免胆固醇在血管内沉积，从而避免血压的升高，还能通过促进钠排出达到降压效果。

·这样吃更健康

1. 取扁豆、淮山药、芡实各20克，与粳米50克一同煮粥食用。每天1次，连用10～15天。对肝脾不佳的糖尿病患者有一定的补益效果。

2. 芡实、白扁豆、薏米一起食用，能够起到暖胃健脾、去湿消暑的功效，适合脾胃虚弱的糖尿病患者食用。

特别提醒

芡实有固涩收敛的功效，平时宜少吃；另外，大便干燥的人不适合食用。

·每日适宜用量：50克。

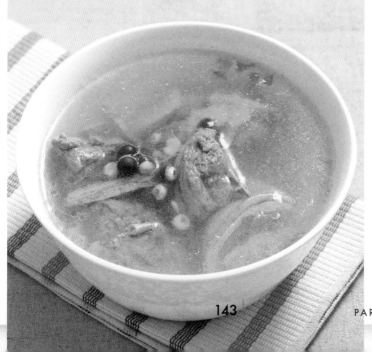

芡实老鸭汤

净老鸭1只，切成大块，洗净；芡实50克，泡3小时。一同放入锅内，加水煮沸，加入生姜、料酒、盐，用小火炖至熟烂，最后加入葱花即可，可帮助糖尿病患者健脾利胃。

桔 梗

抑制餐后血糖上升

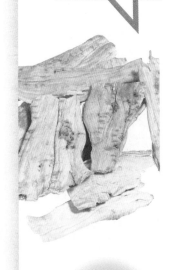

· 每日适宜用量：
煎汤3~10克。

· 降糖功效全记录

　　桔梗含有桔梗皂苷，可恢复降低的肝糖原，抑制餐后血糖上升，而且对于糖尿病患者咽干口渴、烦热等症也有很好的疗效。

· 对哪种并发症有益

· 糖尿病肝病

　　桔梗中含有的三萜皂苷及桔梗皂苷，都有很好的降血糖、降血脂功能，能保护肝脏，改善肝功能，防治糖尿病肝病。

· 这样吃更健康

1. 桔梗12克，荆芥9克，甘草6克包好，煎水去渣，煮粥食用，对糖尿病患者出现的扁桃体炎、咽喉干渴等，有很好的作用。

2. 鱼腥草有很好的清热排毒功效，和桔梗煮水服用，可以帮助治疗咳嗽，清肺热，糖尿病患者夏季可经常适量饮用。

特别提醒

桔梗对胃黏膜刺激较大，剂量不宜过大，以免引起恶心、呕吐；有胃及十二指肠溃疡的患者要慎用。

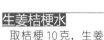

生姜桔梗水

　　取桔梗10克，生姜1片，用大火煮沸之后，再转小火煮15分钟，去渣取汁温服即可。

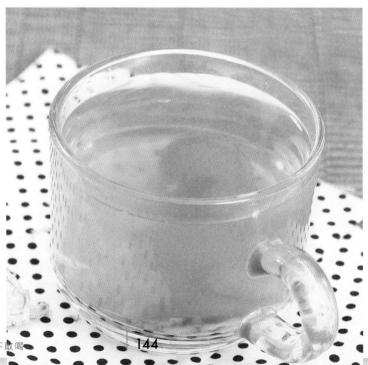

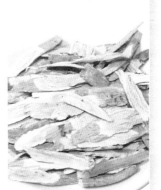

黄芪

双向调节血糖

·降糖功效全记录

　　黄芪含有特殊的黄芪多糖，有双向调节血糖的功效，不但能对抗高血糖，还可防止低血糖。而且黄芪还可增加糖原合成酶、胰岛素受体活性，从而增加胰岛素的敏感性，降低血糖。

·对哪种并发症有益

·糖尿病肾病

　　黄芪有利尿作用，能够防止水肿、逆转尿蛋白，可延缓肾脏组织的纤维化、硬化，对糖尿病肾病有一定的防治作用。

·这样吃更健康

1. 黄芪 30 克，麦冬 10 克，五味子 5 克，煮汁，搭配降糖药物饮用，降糖效果更佳。

2. 黄芪与母鸡肉一同煮食食用，有补肾滋阴、益肝明目的良好效果，肾阴虚的糖尿病患者可经常适量食用。

特别提醒

黄芪属于温性食材，患有感冒、发热、胸闷等病症的患者不宜服用黄芪。

·每日适宜用量：
9~30克。

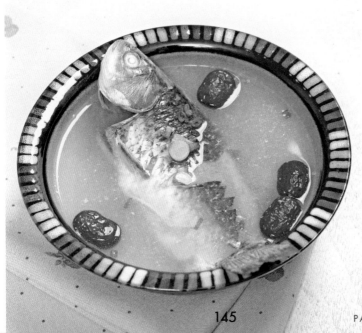

黄芪鲫鱼汤
鲤鱼 600 克，黄芪 20克，枣 15 克，炖汤食用，对糖尿病患者有很好的补益效果。

玉米须

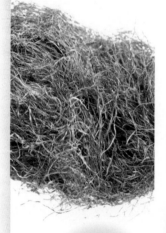

辅助治疗糖尿病

· 每日适宜用量：
煎汤15~30克。

玉米须香蕉皮饮
玉米须、香蕉皮各50克，均切碎后入砂锅，加水600克，用小火煎成300克，取汁，代茶饮，能改善糖尿病肾病症状。

降糖金牌营养素 | 多糖、皂苷类物质

· 降糖功效全记录

玉米须性平和，含有多糖和皂苷类物质。多糖能促进肝糖原的合成，皂苷类物质能辅助治疗糖尿病。

· 对哪种并发症有益

· 高血压

玉米须有利尿降压、促进胆汁分泌以及降低血液黏稠度等多种功效，可辅助治疗糖尿病患者合并高血压。

· 这样吃更健康

玉米须15克，决明子9克，菊花5克，将玉米须、决明子、菊花用沸水冲泡饮用。适合夏秋季糖尿病患者饮用，能清热利尿。

特别提醒

玉米须虽然性平和，但最好不要经常服用，避免出现不良反应。

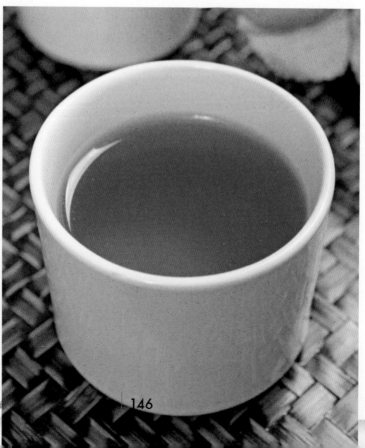

糖尿病患者日常饮食安排

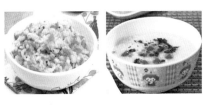
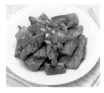

糖尿病患者如何设计自己的食谱

设计食谱的步骤

·计算每天摄入总能量

糖尿病患者的饮食不是仅仅不吃甜食或少吃米饭，糖尿病患者的饮食应控制总能量。总能量控制在糖尿病饮食中是最重要的，食量不控制，药物治疗的效果就差；食物选得好，食量控制好，药物治疗的效果就好。

· 第一步：计算理想体重

> 理想体重（千克）=身高（厘米）-105

· 第二步：找出一天每千克体重所需能量

休息者每天每千克体重需要能量 15~20 千卡

轻体力劳动者每天每千克体重需要能量 30 千卡

中等体力劳动者每天每千克体重需要能量 35 千卡

重体力劳动者每天每千克体重需要能量 40 千卡

· 第三步：算出一天需要的总能量

> 一天需要的总能量=一天每千克体重所需能量×理想体重

·举例

一位女性糖尿病患者，身高 165 厘米，体重 55 千克，平时从事轻体力劳动，她一天需要摄入多少能量呢？

· 第一步：计算理想体重

> 165-105=60千克

· 第二步：找出一天每千克体重所需能量

患者体重正常，平时从事轻体力劳动，每天每千克体重需要能量 30 千卡。

· 第三步：算出一天需要的总能量

$$60（千克）×30（千卡/千克）=1800（千卡）$$

· 会用食物交换份，想吃啥就吃啥

学会用食物交换份，糖尿病患者就不用苦恼无法细算各种食物的能量了。这个方法比起细算食物的能量易于掌握，又较粗略估计更为合理。使用得好，将会成为糖尿病患者饮食生活、控制血糖的好帮手。

· 第一步：90千卡换算为1份

有了 1 份 =90 千卡这个概念，设计食谱就变得简单起来了。比如一天限制的能量数是 1800 千卡，1800÷90=20，也就是需要 20 份食物；根据这个，食物量的计算就方便了。

· 食物交换的四大组（八小类）内容和营养价值表（每份）

组别	类别	重量（克）	能量（千卡）	蛋白质（克）	脂肪（克）	碳水化合物（克）
谷薯组	谷薯类	25	90	2.0	–	20.0
蔬果组	蔬菜类	500	90	5.0	–	17.0
	水果类	200	90	1.0	–	21.0
肉蛋豆组	大豆类	25	90	9.0	4.0	4.0
	乳类	160	90	5.0	6.0	–
	肉蛋类	50	90	9.0	6.0	–
油脂组	坚果类	15	90	4.0	7.0	2.0
	油脂类	10	90	–	10.0	–

·第二步：自由交换各类食物

糖尿病患者可以对照"不同能量糖尿病饮食内容举例表"，根据自己每天所需的能量，找出每天各类食物所需要的份数，再根据各类食物等值交换表来自己交换食物。在总能量不变的情况下，食物换着吃。但要注意，每一类的食物可以自由互换，不同类的食物不能交换，比如25克的大米可以交换成25克的面粉，但不能换成500克的大白菜。

·不同能量糖尿病饮食内容举例表

能量（千卡）	交换单位（份）	谷薯组		蔬果组	
		重量（克）	单位（份）	重量（克）	单位（份）
1200	13.5	150	6	500	1
1400	15.5	200	8	500	1
1600	17.5	250	10	500	1

能量（千卡）	交换单位（份）	肉蛋类		乳类		油脂类	
		重量（克）	单位（份）	重量（克）	单位（份）	重量（克）	单位（份）
1200	13.5	150	3	250	1.5	20	2
1400	15.5	150	3	250	1.5	20	2
1600	17.5	150	3	250	1.5	20	2

·常用食物交换份表

·谷薯类食物交换份表

1份重量(克)	食物举例
25	大米、籼米、小米、玉米面、面粉、通心粉、荞麦面、干粉条、各种挂面、龙须面、藕粉、苏打饼干
30	切面
35	馒头、烧饼、烙饼、咸面包、窝窝头
125	土豆、芋头（芋艿）
150	山药、红薯
200	鲜玉米（1个，中等大小，带棒心）
300	凉粉

·蔬菜类食物交换份表

1份重量(克)	食物举例
70	鲜豌豆
150	荸荠
200	胡萝卜
250	扁豆、豇豆、蒜薹、洋葱
350	南瓜、马兰头、油菜、豆苗、丝瓜、菜花
400	辣椒（青、尖）、柿子椒、白萝卜、茭白、冬笋
500	大白菜、鸡毛菜、菠菜、韭菜、莴笋、黄瓜、苦瓜、茄子、番茄、绿豆芽、鲜蘑菇、西葫芦、冬瓜、竹笋、芹菜、海带

·乳类食物交换份表

1份重量(克)	食物举例
20	全脂奶粉
25	脱脂奶粉、乳酪
130	酸奶（无糖）
160	牛奶、羊奶

· 水果类食物交换份表

1份重量(克)	食物举例
150	柿子、荔枝、香蕉
200	橙子、橘子、苹果、梨、猕猴桃、菠萝、李子、桃、樱桃、葡萄、杏、柚子
300	草莓、杨桃
500	西瓜

· 豆类食物交换份表

1份重量(克)	食物举例
20	腐竹
25	大豆粉、黄豆、绿豆、红豆、芸豆、干豌豆
50	豆腐丝、豆腐干
70	毛豆
100	北豆腐
150	南豆腐（嫩豆腐）
400	豆浆（黄豆25克加水磨浆）

· 肉蛋类食物交换份表

1份重量(克)	食物举例
20	熟火腿、香肠
25	肥猪肉
35	熟叉烧肉（无糖）、午餐肉、熟酱牛肉、熟酱鸭
50	猪瘦肉、牛肉、羊肉、鸭肉、鹅肉
60	鸡蛋、鸭蛋、松花蛋（均为1个，带壳），鹌鹑蛋（6个，带壳）
80	带鱼、草鱼、鲤鱼、甲鱼、大黄鱼、鳝鱼、黑鲢鱼、鲫鱼、对虾、青虾、鲜贝
100	兔肉、蟹肉、水发鱿鱼
150	鸡蛋清
350	水发海参

不同千卡热量一周推荐

·1200 ~ 1300 千卡

星期一	早餐	麻酱卷（面粉50克、麻酱5克），蒸鸡蛋羹（鸡蛋1个、香油2克），番茄100克
	午餐	米饭（大米75克），豆豉鲮鱼（鲮鱼块100克、淡豆豉5克、植物油2克），蒜香空心菜（空心菜250克、植物油2克）。下午加餐：苹果100克
	晚餐	发糕（面粉50克、玉米面25克），白菜鸡片（大白菜50克、鸡胸肉50克、植物油2克），炝扁豆丝（扁豆150克、植物油2克）。睡前加餐：橙子100克
星期二	早餐	馒头100克（熟重），煮鸡蛋1个，小米粥（小米25克），炝甘蓝（紫甘蓝200克、水发虾干和豆腐干各10克、植物油2克）
	午餐	米饭200克（熟重），草鱼炖豆腐（草鱼块150克、豆腐100克、冬笋片和雪里蕻共10克、大蒜少许、植物油2克），香菇油菜（香菇50克、油菜150克、植物油2克）。下午加餐：小番茄100克
	晚餐	美味面片（面片100克、虾30克、甜面酱5克、花椒粉少许、植物油2克），拌菠菜（嫩菠菜200克、水发海米20克、香油2克）。睡前加餐：苹果100克
星期三	早餐	豆浆200克，拌肉丁馒头（面粉50克、瘦肉25克、胡萝卜25克、洋葱10克、甜面酱3克、香油1克），拌杂菜（圆白菜100克、茼蒿25克、胡萝卜25克、香油2克）
	午餐	红豆米饭（大米60克、红豆15克），排骨炖冬瓜（排骨100克、冬瓜150克、植物油2克）。下午加餐：小蛋糕35克
	晚餐	莜麦面条（莜麦挂面75克），葱包肉（大葱50克、猪瘦肉50克、植物油2克），拌莴笋丝（莴笋150克、香油2克）。睡前加餐：黄瓜150克

星期四	早餐	牛奶煮燕麦片（牛奶250克、燕麦片25克），无糖面包35克（熟重），拌菜花（菜花100克、香油3克）
	午餐	二米饭（大米60克、小米15克），青椒肉丝（猪瘦肉25克、青椒150克、植物油3克），虾仁西葫芦（鲜虾仁50克、西葫芦100克、植物油3克）。下午加餐：橘子100克
	晚餐	馒头（面粉75克），肉片焖茄子（猪瘦肉50克、茄子150克、植物油3克），三丝小炒（水发海带50克、洋葱50克、胡萝卜50克、植物油3克）。睡前加餐：杏100克
星期五	早餐	发糕3块（面粉100克），菠菜粥（菠菜50克、大米30克），凉拌芹菜（芹菜200克、香油3克）
	午餐	蒸红薯250克，牛肉面（面条100克、牛肉50克、茴香200克），豆腐干拌扁豆丝（豆腐干25克、扁豆150克、胡萝卜50克、花椒油2克）。下午加餐：葡萄60克
	晚餐	红豆米饭（大米100克、红豆25克），拌绿豆芽（绿豆芽100克、香油1克）。睡前加餐：西瓜100克
星期六	早餐	油条75克，豆浆250克
	午餐	贴饼子3个（玉米面100克、黄豆面10克），小白菜汆丸子（猪肉100克、小白菜150克、植物油2克）。下午加餐：黄瓜100克
	晚餐	馅饼2个（面粉100克、韭菜100克、植物油2克），银耳鸭汤（银耳10克、鸭肉25克、植物油2克）。睡前加餐：猕猴桃80克
星期日	早餐	牛奶150克，小包子（面粉50克、羊肉25克、白萝卜100克、植物油3克）
	午餐	荞麦饭（大米60克、荞麦米15克），清蒸丸子（牛瘦肉75克、鲜蘑菇25克、胡萝卜250克、海米5克、植物油2克），素炒韭菜（韭菜200克、植物油3克）。下午加餐：苹果100克
	晚餐	馒头（面粉75克），肉炒香芹豆腐干（猪瘦肉25克、香芹100克、豆腐干25克、植物油3克）。睡前加餐：柚子100克

·1400 千卡 ~1500 千卡（推荐一）

星期一	早餐	豆腐脑300克，烧饼（50克面粉），番茄150克。上午加餐：猕猴桃200克
	午餐	二米饭（大米75克、黑米25克），芹菜炒肉（芹菜150克、瘦肉25克、植物油3克），虾仁白菜（大白菜150克、鲜虾仁50克、植物油3克）
	晚餐	发糕（玉米面25克、面粉50克），豆腐油菜瘦肉汤（瘦肉25克、油菜100克、豆腐100克），番茄西蓝花（西蓝花100克、番茄50克、植物油3克）
星期二	早餐	馒头（面粉25克），绿豆粥（绿豆10克、大米25克），牛奶220克，鸡蛋炒蒜薹（蒜薹100克、鸡蛋1个、植物油2克）
	午餐	米饭（大米75克），清炒木耳菜（木耳菜200克、植物油2克），紫菜火腿汤（火腿20克、紫菜10克、香油2克）
	晚餐	米饭（大米75克），炒南瓜丝（南瓜150克、植物油2克），鸭肉煲（鸭肉60克、笋干20克、芋头50克、植物油2克）。睡前加餐：西瓜100克
星期三	早餐	烙饼50克，豆浆300克，煮鸡蛋1个，拌白菜心（大白菜心100克、香油2克）
	午餐	熟花卷75克，葱烧鱿鱼（葱30克、鲜鱿鱼300克、植物油5克），菠菜汤（菠菜150克、植物油3克）。加餐：苏打饼干两片
	晚餐	米饭（大米50克），玉米面粥（玉米面25克），清蒸鱼（草鱼肉80克、植物油3克），清炒茼蒿（茼蒿250克、植物油3克）。睡前加餐：苹果100克

星期四	早餐	花卷70克，豆浆200克，鸭蛋1个，番茄100克
	午餐	米饭200克，肉炒圆白菜（圆白菜100克、瘦肉25克、植物油5克），小白菜汤（小白菜150克、植物油5克）。下午加餐：豆腐干50克
	晚餐	丝糕（玉米面75克、面粉25克），鸡丝炒青椒（青椒150克、鸡胸肉80克、植物油5克），素炒菠菜（菠菜100克、植物油3克）。睡前加餐：梨100克
星期五	早餐	面包100克，牛奶250克，鲜蘑拌油菜（鲜蘑菇100克、油菜100克、香油2克）
	午餐	美味拌面（面条100克、嫩黄瓜50克、葱10克、香油2克），叉烧肉50克，番茄皮蛋汤（皮蛋半个、番茄100克、香油2克），盐水豆腐干50克
	晚餐	窝头（玉米面100克、黄豆面25克），素炒冬笋（冬笋250克、植物油5克），海鱼冬瓜汤（小海鱼50克、冬瓜100克、植物油4克）
星期六	早餐	花卷150克（面粉100克、麻酱5克），牛奶200克，菠菜拌胡萝卜（菠菜150克、胡萝卜100克、香油2克）
	午餐	杂粮饭（粳米、黑米、玉米、高粱米各25克），砂锅冻豆腐（冻豆腐100克、白菜100克、水发木耳25克、植物油3克），豆芽炒韭菜（绿豆芽200克、韭菜100克、植物油5克）
	晚餐	蒸红薯150克，小米饭（小米50克），蒜蓉茼蒿（茼蒿200克、植物油5克、蒜末5克）
星期日	早餐	牛奶150克，包子（面粉50克、牛肉25克、胡萝卜100克、植物油1克），凉拌茄子（茄子100克、香油1克）。上午加餐：桃100克
	午餐	红豆饭（大米80克、红豆20克），茄汁菜花（番茄50克、菜花250克、植物油2克），焖平鱼（平鱼100克、植物油2克）
	晚餐	馒头（面粉75克），炒西葫芦片（西葫芦200克、植物油2克），肉末雪菜炖豆腐（雪里蕻50克、豆腐100克、瘦肉25克、植物油1克）

·1400 千卡~1500 千卡（推荐二）

星期一	早餐	熟花卷150克，红豆粥（大米20克、红豆10克），菠菜拌胡萝卜（胡萝卜100克、菠菜150克、香油2克）
	午餐	杂粮饭（大米25克、黑米25克、玉米糁25克、高粱米25克），砂锅冻豆腐（水发黑木耳25克、冻豆腐100克、小白菜100克、植物油3克），豆芽韭菜（绿豆芽200克、韭菜100克、植物油5克）
	晚餐	蒸红薯150克，小米粥（小米50克），蒜蓉茼蒿（茼蒿200克、植物油5克）
星期二	早餐	豆腐脑200克，麻酱咸花卷75克，五香茶鸡蛋（带壳约60克）
	午餐	炒米饭（米饭130克、香肠丁20克、青椒丁40克、胡萝卜丁20克、植物油5克），拌海带丝（水发海带丝100克），素汤（番茄50克、黄瓜50克）。下午加餐：杏100克
	晚餐	玉米面窝头（玉米面35克），肉馄饨（面粉50克、猪瘦肉25克），炒素丁（冬瓜100克、胡萝卜20克、植物油5克），炒生菜（生菜200克、植物油5克）。睡前加餐：小蛋糕35克，草莓90克。
星期三	早餐	混汤挂面（挂面25克、瘦肉50克、菠菜100克、紫菜3克、香油2克），馒头（面粉50克）。上午加餐：李子100克
	午餐	馒头（面粉100克），红烧土豆鸡块（土豆25克、鸡块100克、植物油2克），豆芽炒韭菜（绿豆芽150克、韭菜50克、植物油2克）
	晚餐	芸豆饭（芸豆25克、大米50克），蒜薹炒肉（蒜薹100克、猪瘦肉25克、植物油2克），豆腐丝炒洋葱（洋葱150克、豆腐丝50克、植物油2克）
星期四	早餐	烙饼（面粉50克、植物油2克），豆浆300克，煮鸡蛋1个，拌白菜心（大白菜心100克、香油2克）
	午餐	馒头（面粉75克），葱烧鱿鱼（葱30克、鲜鱿鱼300克、植物油5克），菠菜汤（菠菜150克、植物油3克）。下午加餐：苏打饼干2片。
	晚餐	米饭（大米50克），玉米面粥（玉米面25克），清蒸鱼（草鱼80克、植物油3克），清炒茼蒿（茼蒿250克、植物油3克）

星期五	早餐	馒头（面粉75克），清炒蒜薹（蒜薹250克、植物油3克），牛奶250克
	午餐	米饭（大米50克），香肠烧青椒（青椒100克、胡萝卜20克、香肠20克、植物油3克），油菜豆腐汤（小油菜50克、豆腐50克、海米5克、植物油3克）
	晚餐	玉米面发糕（玉米面100克），香菇烧肉（鲜香菇200克、瘦肉50克、黄瓜50克、植物油3克），凉拌魔芋（魔芋100克、彩椒25克、胡萝卜20克、植物油3克）
星期六	早餐	花卷（面粉75克），豆浆220克，炒杂菜（胡萝卜50克、水发木耳50克、洋葱50克、植物油2克）
	午餐	米饭（大米75克），清蒸鱼（鲤鱼50克、香油1克），炒西蓝花（西蓝花150克、植物油2克），咸鸭蛋1个（带壳70克）
	晚餐	过水面（挂面 5克），醋烹豆芽（绿豆芽200克、植物油2克），豆腐干炒鸡丁（鸡肉50克、豆腐干25克、花生仁20克、植物油2克）。睡前加餐：杏100克
星期日	早餐	馒头（面粉75克），豆浆250克，茶鸡蛋1个
	午餐	米饭（大米75克），炒芥蓝（芥蓝200克、植物油4克），卤鸡翅（鸡翅50克、植物油4克）。下午加餐：木瓜100克
	晚餐	玉米粥（大米30、玉米45克），烧双笋（春笋50克、莴笋50克、植物油4克），兔肉烧土豆（土豆150克、兔肉100克、植物油4克）。睡前加餐：橘子100克

·1600~1700 千卡（推荐一）

星期一	早餐	杂面发糕（黑米面25克、面粉50克），鲜蘑炒莴笋（莴笋200克、平菇50克、植物油4克）。上午加餐：苹果（带皮）200克
	午餐	红豆饭（大米75克、红豆25克），炝西蓝花（西蓝花250克、植物油4克），红烧鸡块（鸡腿肉100克、胡萝卜50克、植物油4克）
	晚餐	花生馒头（面粉50克、熟花生碎25克），腐竹拌黄瓜（黄瓜200克、干腐竹10克、香油3克），洋葱炒木耳（洋葱100克、瘦肉25克、干木耳10克、植物油3克）
星期二	早餐	烙饼100克（熟重），豆腐脑250克，蒸红薯150克
	午餐	拌黄瓜丝凉面（面条100克、黄瓜100克、香油3克），午餐肉50克，韭菜炒鸡蛋（韭菜150克、鸡蛋1个、植物油3克），葱花胡萝卜汤（葱15克、胡萝卜75克、植物油3克），凉拌空心菜（空心菜250克、香油3克）。下午加餐：梨100克
	晚餐	红豆粽子2个（糯米200克、红豆50克），蒜蓉茄子（茄子250克、香油3克），菠菜虾仁粥（菠菜100克、虾仁5克、大米25克、发芽豆20克、植物油3克）。睡前加餐：木瓜100克
星期三	早餐	豆浆200克，白水煮鸡蛋1个，花卷（面粉75克），双耳炝苦瓜（水发木耳10克、干银耳5克、苦瓜100克、植物油3克）
	午餐	米饭（粳米100克），蒜香扁豆丝（扁豆150克、植物油3克），排骨炖藕片（排骨100克、藕45克、植物油3克）
	晚餐	凉拌宽心面（宽心挂面100克、香油2克），椒油笋丁（莴笋150克、植物油3克），椒香肉末（尖椒50克、猪瘦肉50克、紫色长茄子100克、植物油3克）
星期四	早餐	番茄鸡蛋汤（番茄50克、鸡蛋半个），杂面馒头（面粉25克、玉米面25克），豆干拌圆白菜丝（圆白菜100克、豆腐干25克、香油2克）
	午餐	米饭（大米100克），笋片肉末四季豆（青笋100克、猪肉50克、四季豆50克、植物油10克），蒜蓉生菜（生菜200克、植物油5克）
	晚餐	杂面窝头（紫米面25克、面粉50克），鲫鱼炖豆腐（鲫鱼100克、豆腐200克、植物油5克），木耳烧白菜（大白菜200克、水发木耳20克、植物油5克）

星期五	早餐	面包100克，牛奶250克，鲜蘑拌油菜（鲜蘑菇100克、油菜100克、香油2克）
	午餐	猪肉馄饨（猪肉20克、馄饨皮100克、植物油6克），豆腐干拌胡萝卜（豆腐干50克、胡萝卜200克、香油5克）。下午加餐：梨200克（带皮）
	晚餐	米饭50克，海虾炒蒜薹（海虾200克、蒜薹150克、植物油6克）
星期六	早餐	馒头（面粉25克），馄饨（面粉50克、鸡蛋1个、瘦肉25克、紫菜3克、香油2克），海带丝拌土豆丝（水发海带150克、土豆10克、香油1克）
	午餐	莲子饭（大米75克、干莲子25克），清炒茼蒿（茼蒿300克、植物油2克），酱鸭肉（鸭肉75克、植物油2克）。下午加餐：柚子100克（带皮）
	晚餐	鱼肉水饺（面粉100克、鱼肉50克、韭菜25克、植物油2克），胡萝卜丝炝拌大白菜丝（胡萝卜100克、大白菜200克、香油2克）。睡前加餐：小番茄100克
星期日	早餐	豆腐脑（300克）、紫米面馒头（面粉25克、紫米面25克），香菜拌萝卜丝(萝卜100克、香菜5克、香油2克)
	午餐	米饭(大米50克)，荞麦面发糕（荞麦面25克、面粉25克），排骨炖海带（排骨50克、水发海带100克），素炒小白菜（小白菜200克、植物油3克）
	晚餐	米饭（大米25克），杂面窝头（面粉25克、玉米面25克），菠菜鸡蛋汤（菠菜50克、鸡蛋10克、香油2克），牛肉丝炒西芹（西芹150克、牛肉75克、植物油10克）

·1600~1700 千卡（推荐二）

星期一	早餐	无糖豆浆250克，杂面馒头（面粉25克、紫米面25克），拌青菜（青菜100克、香油2克）
	午餐	米饭(大米50克)，馒头（面粉50克），丝瓜炒鸡蛋（丝瓜200克、鸡蛋1个、植物油10克），小白菜丸子汤（小白菜100克、猪瘦肉25克）
	晚餐	米饭（大米50克），玉米面发糕半个（玉米面25克），酱爆鸡丁（鸡肉50克、西葫芦50克、胡萝卜50克、植物油10克），虾皮白菜豆腐（大白菜150克、豆腐50克、虾皮2克、植物油5克）
星期二	早餐	萝卜汤（萝卜50克），煮鸡蛋1个，杂面馒头（面粉40克、豆面10克），拍黄瓜（黄瓜100克、香油2克）
	午餐	米饭(大米50克)，馒头（面粉50克），木耳白菜（大白菜200克、水发木耳20克、植物油10克），牛肉烧油菜（牛肉50克、油菜100克、植物油5克）
	晚餐	青菜荞麦鸡丝汤面（荞麦25克、青菜25克、鸡肉50克），馒头（面粉50克），豆干炒芹菜（芹菜100克、豆腐干50克、植物油8克）
星期三	早餐	豆腐脑（300克），玉米面馒头（面粉25克、玉米面25克），拌白菜海带丝（水发海带50克、大白菜50克、香油2克）
	午餐	米饭(大米50克)，杂面发糕（紫米面25克、面粉25克），烧带鱼（带鱼75克、植物油5克），素拌炒三丝（洋葱100克、绿豆芽100克、胡萝卜50克，香油6克）
	晚餐	米饭（大米25克），杂面窝头（面粉35克、玉米面40克），鸡蛋丝瓜汤（丝瓜50克、鸡蛋10克），木耳炒青笋肉片（青笋150克、水发木耳20克、猪瘦肉50克、植物油10克）
星期四	早餐	豆腐脑（300克），杂面馒头（面粉25克、玉米面25克），拌萝卜香菜丝(萝卜100克、香菜5克、香油2克)
	午餐	杂粮饭（大米50克、薏米25克、荞麦25克），排骨炖海带（排骨50克、水发海带100克），素炒小白菜（小白菜200克、植物油5克）
	晚餐	米饭（大米25克），杂面窝头（面粉25克、玉米面25克），菠菜鸡蛋汤（菠菜50克、鸡蛋10克、香油2克），牛肉丝炒西芹（西芹150克、牛肉75克、植物油5克）

星期五	早餐	清汤水饺6个（面粉20克、青菜叶25克、肉10克），杂面馒头（面粉40克、豆面10克），红油拌笋丝（青笋100克、香油2克）
	午餐	米饭(大米100克)，肉丝炒芹菜（芹菜200克、猪瘦肉50克、植物油5克），番茄鸡蛋汤（番茄50克、香菜5克、鸡蛋10克）
	晚餐	米粥（大米45克），杂面窝头（面粉15克、玉米面15克），丝瓜炒鸡蛋（丝瓜150克、鸡蛋1个、植物油7克），肉末烧大白菜（大白菜100克、猪瘦肉25克、植物油8克）
星期六	早餐	香菇紫菜汤（水发香菇20克、紫菜2克），煮鸡蛋1个，杂面馒头（面粉40克、豆面10克），拌圆白菜丝（圆白菜100克、香油2克）
	午餐	米饭(大米50克)，无糖豆包（面粉50克、红豆15克），虾仁炒黄瓜（黄瓜150克、虾仁100克、植物油8克），肉末烧白菜（猪瘦肉25克、大白菜200克、植物油8克）
	晚餐	窝头（紫米面75克），胡萝卜烧牛肉（胡萝卜150克、牛肉100克、植物油5克），青菜豆腐汤（青菜50克、豆腐25克、香油2克）
星期日	早餐	鸡丝面（面条75克、鸡肉50克、香油3克）
	午餐	米饭100克（熟重），炒莴笋丝（莴笋250克、植物油4克），清蒸鱼块（鲤鱼块150克、植物油3克）
	晚餐	米饭100克（熟重），蒜蓉苋菜（苋菜250克、植物油4克），青椒炒肉（青椒100克、瘦肉75克、植物油4克）

·1800~1900 千卡

星期一	早餐	牛奶250克,包子(面粉75克、瘦肉50克、香油4克)。上午加餐:杏100克
	午餐	葱花卷(面粉100克),蛋丝拌芹菜(芹菜200克、鸡蛋1个、香油3克),冬瓜汤(冬瓜100克、香油3克)
	晚餐	米饭(大米75克),肉末羹(瘦肉50克、内酯豆腐200克、香油3克),脆炒南瓜丝(南瓜200克、植物油5克)。睡前加餐:猕猴桃100克
星期二	早餐	牛奶250克,烧饼(面粉75克),卤鸡蛋1个。上午加餐:梨200克
	午餐	馒头(面粉100克),白菜肉片(大白菜帮200克、瘦肉50克、油豆腐50克、植物油4克)
	晚餐	米饭(大米75克),烧鱼块(鲤鱼100克、植物油4克),笋干烧西葫芦(西葫芦200克、笋干20克、植物油4克)
星期三	早餐	牛奶250克,鹌鹑蛋3个,蒸红薯胡萝卜(红薯、胡萝卜各100克)
	午餐	米饭(大米100克),焖甲鱼(甲鱼100克、植物油5克),炒小白菜(小白菜300克、植物油5克)。下午加餐:苏打饼干2片
	晚餐	发面饼(面粉100克),萝卜蘑菇汤(瘦肉50克、白萝卜100克、鲜蘑菇50克、植物油5克),豆腐丝炒韭菜(韭菜150克、豆腐丝25克、植物油5克)。睡前加餐:葡萄60克
星期四	早餐	豆腐脑200克,馒头(面粉75克),煮鸡蛋1个,苦瓜拌洋葱(苦瓜50克、洋葱50克、香油4克)
	午餐	燕麦饭(大米75克、燕麦片25克),烧草鱼(草鱼100克、植物油4克),炒韭菜(韭菜300克、植物油4克)。下午加餐:橙子200克
	晚餐	花卷(面粉100克),鸡片炒菜花(菜花150克、鸡胸肉75克、植物油4克),鱼香冬瓜(冬瓜150克、植物油4克)。睡前加餐:小番茄100克

星期五	早餐	牛奶250克，包子（面粉75克、瘦肉50克、香油4克）。上午加餐：杏100克
	午餐	葱花卷（面粉100克），蛋丝拌芹菜（芹菜200克、鸡蛋1个、香油3克），冬瓜汤（冬瓜100克、香油3克）
	晚餐	二米饭（大米50克、小米25克），肉末羹（瘦肉50克、内酯豆腐200克、香油3克），脆炒南瓜丝（南瓜200克、植物油5克）。睡前加餐：猕猴桃100克
星期六	早餐	豆浆400克，发面饼100克，煮鹌鹑蛋6个，炝油菜（油菜100克、香油4克）
	午餐	葱花饼（面粉100克），燕麦片粥（燕麦片50克），香椿摊鸡蛋（香椿50克、鸡蛋1个、植物油4克），瘦肉炒韭菜（韭菜150克、瘦肉25克、植物油4克）。下午加餐：猕猴桃100克
	晚餐	米饭（大米50克），炝芹菜（芹菜175克、干腐竹20克、香油4克），香菇小白菜汤（小白菜175克、香菇5克、植物油4克）。睡前加餐：苏打饼干50克
星期日	早餐	紫米粥（紫米50克），肉包（面粉50克、瘦肉25克、香油3克），盐煮黄豆、青豆25克，番茄100克
	午餐	米饭（大米25克），烧鳝鱼（鳝鱼80克、植物油4克），花生菠菜（花生仁25克、菠菜250克、香油3克）。下午加餐：猕猴桃100克
	晚餐	窝头（玉米面75克），馄饨（面粉50克、肉末25克、香油3克），炒西葫芦（西葫芦200克、植物油3克），烧莴笋（莴笋150克、胡萝卜25克、植物油4克）

·1900~2000 千卡

星期一	早餐	奶香麦片粥（牛奶250克、燕麦片25克），馒头片70克，鹌鹑蛋3个，拌白菜心（大白菜心200克、香油4克）
	午餐	荞麦米饭（大米75克、荞麦25克），莴笋烧肉（莴笋150克、瘦肉25克、植物油4克），虾仁芹菜（芹菜100克、鲜虾仁50克、植物油4克）。下午加餐：李子100克
	晚餐	花卷（面粉100克），拌茄泥（茄子150克、香油4克），豆干炒苦瓜（苦瓜150克、豆腐干50克、胡萝卜25克、植物油4克）。睡前加餐：苏打饼干50克
星期二	早餐	牛奶250克，卤鸡蛋1个，麻酱拌面（挂面75克、香油3克、麻酱少许）
	午餐	馒头（面粉100克），炒杂菜（莴笋200克、木耳10克、河虾20克、植物油6克）
	晚餐	绿豆米饭（大米75克、绿豆25克），辣炒藕丝（藕200克、植物油6克），卤鸭（鸭肉100克）。睡前加餐：苹果150克
星期三	早餐	豆浆400克，小窝头140克，煮鸡蛋1个，拌菜花（菜花100克、香油3克）
	午餐	米饭260克，鱿鱼炒芹菜（芹菜200克、水发鱿鱼丝100克、植物油3克），白萝卜拌莴笋（莴笋150克、白萝卜50克、香油3克）
	晚餐	包子（面粉100克、瘦肉50克），芥蓝豆腐汤（芥蓝100克、南豆腐150克、海米5克、香油3克），拌豆芽（绿豆芽100克、胡萝卜丝25克、香油3克）
星期四	早餐	脱脂牛奶250克，无糖蛋糕（面粉50克），拌苦瓜（苦瓜50克、香油5克）。上午加餐：苹果100克
	午餐	糙米饭（大米50克、糙米50克），小白菜汤（小白菜150克、青虾25克、植物油5克），瓜片蛋汤（黄瓜150克、鸡蛋1个、榨菜15克、植物油5克）。下午加餐：橙子100克
	晚餐	花卷（面粉125克），素炒韭菜（韭菜100克、植物油5克），肉炒青蒜（青蒜100克、猪瘦肉50克、豆腐干25克、植物油5克）。睡前加餐：苏打饼干25克

星期五	早餐	无糖酸奶125克，咸面包100克，煮鸡蛋1个，素杂拌（菜花50克、黄瓜50克、番茄50克、香油3克）
	午餐	馒头（面粉100克），牛肉蔬菜汤（牛瘦肉50克、圆白菜100克、番茄50克、植物油4克），鱼香茄子（茄子150克、植物油4克）
	晚餐	二米饭（大米75克、小米25克），拌豇豆（豇豆150克、花生仁15克、香油3克），豆腐烧油菜（油菜150克、豆腐100克、植物油4克）
星期六	早餐	豆浆200克，馒头片（面粉75克），煮鸡蛋1个，生黄瓜150克
	午餐	荞麦饭（大米75克、荞麦25克），兔肉炒圆白菜（兔肉50克、圆白菜150克、植物油5克），口蘑烧油菜（口蘑50克、油菜150克、植物油5克）
	晚餐	发糕（面粉75克、玉米面25克），肉炒洋葱（瘦肉25克、干木耳10克、洋葱150克、植物油5克），炝腐竹青椒（水发腐竹30克、青椒150克、香油5克）
星期日	早餐	鸡蛋面（挂面75克、鸡蛋1个、菠菜100克、香油4克）
	午餐	米饭（大米100克），炒空心菜（空心菜200克、植物油4克），葱烧河虾（河虾100克、小葱25克、植物油4克），冬瓜肉丝汤（冬瓜100克、瘦肉20克、植物油4克）。下午加餐：苹果100克
	晚餐	花卷（面粉75克），炝芹菜花生（芹菜200克、花生仁10克、香油4克），炖豆腐（内酯豆腐100克、火腿10克、干木耳10克、植物油4克）。睡前加餐：桃150克

特殊糖尿病人群这样吃

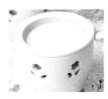
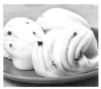
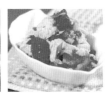

肥胖的糖尿病患者

肥胖是 2 型糖尿病最重要的诱发因素，持续时间越长，危险性越高；肥胖程度越严重，糖尿病患病率越高。因此，减肥对于控制糖尿病很重要。肥胖的糖尿病患者在起初的饮食控制阶段，可能经常会有饥饿感，在坚持一段时间后，饥饿感会逐渐消失，不能半途而废。

· 肥胖的标准

目前，普遍采取的是身体质量指数 BMI（Body Mass Index）标准，BMI= 体重（千克）÷ 身高（米）^{2}。

· 成年人BMI的评定标准

Ⅲ度肥胖≥36	超重24.0~27.9
Ⅱ度肥胖32.0~35.9	标准18.5~23.9
Ⅰ度肥胖28.0~31.9	消瘦<18.5

或者采用更简单的计算方法，标准体重＝身高（厘米）-105，在标准体重 ±10% 之间浮动为理想体重，超过10%~20% 为超重，超过 20% 为肥胖。

· 肥胖的糖尿病患者的饮食安排

1. 每日所选的食物，宜选择低能量的，如黄瓜、番茄，这些食物可以帮助糖尿病患者缓解饥饿感。

2. 少量多餐，采取高纤维饮食，每日脂肪的摄入不超过总能量的 20%。

3. 每日蛋白质以 1 克 / 千克体重的量供给，选择蛋类、精瘦肉、奶类、豆类等。

4. 每日主食量不超过 200 克，多吃一些蔬菜类食物。

5. 烹调用油选择植物油，不吃煎炸类的食物，油脂每日摄入量在 25 克之内。

· 应适量多吃的食物

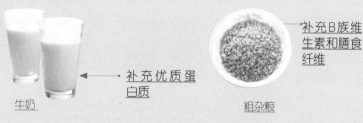

牛奶 —— 补充优质蛋白质

粗杂粮 —— 补充B族维生素和膳食纤维

· 肥胖的糖尿病患者一周食谱推荐

星期一	早餐	牛奶燕麦片（牛奶250克、燕麦片25克），无糖面包35克（熟重），凉拌黄瓜丝（黄瓜100克）
	午餐	二米饭（大米60克、小米30克），洋葱炒肉（洋葱100克、猪瘦肉25克），绿豆芽炒菠菜（绿豆芽100克、菠菜150克、植物油3克）。下午加餐：梨100克
	晚餐	杂面发糕（面粉30克、玉米面20克），虾仁冬瓜（鲜虾仁50克、冬瓜100克），双菇菠菜（菠菜100克、香菇20克、金针菇20克、植物油2克）
星期二	早餐	小包子（面粉50克、猪肉25克、韭菜100克），无糖酸奶125克
	午餐	黑米面馒头（面粉40克、黑米面10克），胡萝卜炖鸡块（鸡块80克，胡萝卜50克），炝西蓝花（西蓝花150克）。下午加餐：猕猴桃100克
	晚餐	荞麦米饭（大米35克、荞麦15克），豆角炒肉（扁豆100克、瘦肉25克、植物油3克），蒜泥茄子（茄子100克、蒜泥2克）
星期三	早餐	豆浆200克，馒头（面粉50克），鸡蛋1个，蔬菜沙拉（菜花、黄瓜、紫甘蓝各50克）
	午餐	馒头（面粉50克）、青椒炒肉（瘦肉25克、青椒120克），葱香鲤鱼（鲤鱼75克）
	晚餐	米饭（大米50克），圆白菜紫菜豆腐汤（圆白菜100克、紫菜5克、豆腐50克），香菇油菜（香菇50克、油菜100克）
星期四	早餐	牛奶250克，馒头（面粉50克），蒜泥海带丝（海带100克）
	午餐	米饭（大米50克），清蒸鲫鱼（鲫鱼80克），蚝油生菜（生菜200克）。下午加餐：苹果100克
	晚餐	杂面发糕（玉米面12克、面粉35克），番茄炖牛肉（番茄200克、牛肉50克），凉拌大白菜（大白菜100克）
星期五	早餐	麻酱花卷（面粉50克、麻酱5克），番茄炒鸡蛋（番茄100克、鸡蛋1个）
	午餐	高粱米饭（高粱米15克、大米35克），清蒸鲈鱼（鲈鱼200克），蒜香油菜（油菜250克）。下午加餐：草莓100克
	晚餐	馒头（面粉50克），芹菜鸡片（芹菜50克、鸡胸肉25克），炝扁豆（扁豆100克、植物油2克）
星期六	早餐	牛奶250克，全麦面包70克（熟重），素炒虾皮西葫芦（西葫芦150克、番茄50克、虾皮3克、植物油3克）
	午餐	绿豆饭（绿豆10克、大米40克），瘦肉炒苦瓜（瘦肉50克、苦瓜100克、植物油3克），清炒茼蒿（茼蒿150克、植物油3克）
	晚餐	发面饼（面粉50克），番茄鸡蛋豆腐汤（番茄50克、鸡蛋1个、豆腐50克）
星期日	早餐	无糖酸奶120克，烤馒头（面粉50克），清炒胡萝卜丝（胡萝卜150克），香肠20克。上午加餐：番茄100克
	午餐	二米饭（大米35克、小米15克），洋葱炒肉（洋葱100克、瘦肉50克），素炒豌豆苗（豌豆苗150克）
	晚餐	水饺（面粉50克、猪瘦肉50克、大葱25克），白萝卜粥（大米100克、白萝卜50克）

PART 5 特殊糖尿病人群这样吃

消瘦的糖尿病患者

虽然多数糖尿病患者体形偏胖，但有一部分患者不但不胖，反而消瘦。这一部分人，虽然他们总能量的控制可以适当地放宽限度，特别是蛋白质的摄入，但是仍然需要控制饮食——糖尿病不论胖瘦，不控制饮食都会导致血糖失控，而且控制饮食的目的，除了控制体重外，更重要的是控制好血糖、血压、血脂及血液黏稠度。

· 消瘦的糖尿病患者饮食原则

1. 消瘦的糖尿病患者饮食的能量摄入，不能像肥胖的糖尿病患者的标准那么严格，在蛋白质和碳水化合物的分配上，要适当增加。

2. 在血糖保持稳定且允许的情况下，要保证患者的"收入大于支出"，帮助患者的体重适当地增加。但是需要注意的是，对脂肪的摄入仍要限制。

· 消瘦的糖尿病患者的饮食安排

1. 适当增加能量摄入，每天每千克体重以消耗 30 ~ 35 千卡的能量为宜。

2. 增加一定量的优质蛋白质，每天可选择按（1.2 ~ 1.5）克/千克体重的比例给予。

3. 适当增加瘦肉类、蛋奶类、豆制品等食物，但要避免摄入过多的脂肪。

4. 维生素和铁质的摄入不可缺少，吃植物类食品时宜与动物类食品搭配，以促进铁质的吸收和利用。

5. 养成良好的饮食习惯，少量多餐，保证营养物质的充分摄入。

6. 经常监测体重，当恢复至正常水平后，要合理调整饮食至正常水平。

7. 保证必要的碳水化合物类食物摄入，增加适当的富含 B 族维生素和膳食纤维的粗杂粮和薯类，帮助稳定餐后血糖。

· 应适量多吃的食物

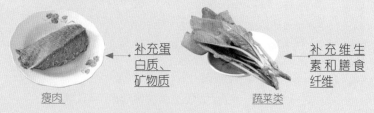

瘦肉 ← 补充蛋白质、矿物质

蔬菜类 → 补充维生素和膳食纤维

· 消瘦的糖尿病患者一周食谱推荐

星期一	早餐	钙奶200克，蒸蛋羹50克，全麦面包50克，凉拌生菜50克。上午加餐：西柚100克
	午餐	二米饭（大米50克、小米25克），双耳菠菜汤（干木耳10克、干银耳10克、菠菜80克），苦瓜熘鸡片（苦瓜70克、鸡肉30克），茼蒿豆腐（茼蒿50克、豆腐100克）
	晚餐	绿豆饭（绿豆15克、大米60克），尖椒炒豆豉（豆豉15克、尖椒150克），冬瓜肉丸汤（冬瓜80克、猪肉30克），凉拌海带丝（海带50克）
星期二	早餐	黑豆豆浆200克，煮鸡蛋1个，红薯花卷（红薯泥20克、面粉30克），清炒油菜（油菜100克）
	午餐	紫米饭（紫米50克、大米25克），腰果虾仁（虾仁80克、腰果10克），番茄炒白菜（番茄50克、大白菜80克），油菜豆腐汤（油菜50克、豆腐25克）。下午加餐：火龙果100克
	晚餐	杂面馒头（面粉20克、玉米面40克），香菇炒丝瓜（香菇50克、丝瓜80克），茭白炒肉片（猪瘦肉30克、茭白80克），海带豆芽汤（海带50克、豆芽30克）
星期三	早餐	番茄鸡蛋面（鸡蛋1个、番茄30克、面条50克、菠菜50克），黄瓜拌豆腐丝（黄瓜100克、豆腐丝10克），钙奶200克，凉拌菠菜（菠菜100克）
	午餐	二米饭（大米50克、小米25克），清炖平鱼（平鱼100克），蒜蓉菠菜（菠菜100克），木耳白菜汤（木耳50克、白菜100克）。下午加餐：梨200克
	晚餐	馒头（面粉80克），清炒莴笋（莴笋80克），花生酱鸡丝（圆白菜25克、鸡胸肉50克），萝卜紫菜汤（萝卜50克、紫菜5克）
星期四	早餐	馒头（面粉50克），蒸蛋羹（鸡蛋1个），钙奶200克，清炒圆白菜（圆白菜100克）
	午餐	糙米饭（大米40克、糙米40克），香菇肉丝（香菇80克、猪瘦肉20克），西芹焓腐竹（芹菜100克、腐竹30克），紫菜虾皮汤（紫菜5克、虾皮5克、黄瓜50克）。下午加餐：开心果15克，西柚50克
	晚餐	玉米饼（玉米面30克、面粉50克），清蒸鲫鱼（鲫鱼100克），蒜香茄子（茄子100克），白菜汤（小白菜50克、紫菜5克）
星期五	早餐	钙奶250克，全麦面包50克，奶酪煎蛋（奶酪10克、鸡蛋1个），凉拌紫甘蓝50克。上午加餐：蒸红薯50克，榛子10克
	午餐	馒头（面粉50克），清蒸鲤鱼（鲤鱼80克），蒜蓉金针菇（金针菇100克），萝卜紫菜汤（白萝卜80克、紫菜5克）
	晚餐	二米饭（大米30克、小米20克），蚝油芦笋（芦笋100克），荠菜炒肉片（荠菜80克、肉片20克），番茄冬瓜汤（番茄50克、冬瓜30克）
星期六	早餐	豆浆200克，花卷（面粉50克），鹌鹑蛋3个，麻酱豇豆（麻酱15克、豇豆100克）。上午加餐：牛奶200克
	午餐	糙米饭（糙米50克、大米30克），油菜豆腐丝（油菜100克、豆腐丝25克），番茄牛肉（牛肉30克、番茄80克），魔芋白菜汤（魔芋50克、白菜80克）
	晚餐	杂粮饭（谷豆类杂粮80克），香菇油菜（香菇50克、油菜80克），牡蛎萝卜丝汤（牡蛎25克、萝卜丝100克），干贝芦笋煨茭白（干贝5克、芦笋50克、茭白50克）
星期日	早餐	全麦馒头（全麦粉50克），麻酱茄子（麻酱15克、茄子100克），鸡蛋1个，牛奶200克。上午加餐：杨桃100克
	午餐	红豆饭（红豆15克、大米60克），肉片茭白（猪瘦肉30克、茭白80克），蒜蓉茼蒿（茼蒿100克），冬瓜香菇汤（冬瓜50克、香菇10克）
	晚餐	栗子饭（栗子25克、小米50克），豆腐鲤鱼（豆腐30克、鲤鱼80克），清炒土豆丝（土豆100克），番茄蘑菇汤（番茄50克、蘑菇20克）

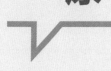

儿童糖尿病患者

绝大多数儿童糖尿病患者患有 1 型糖尿病，发病较急且症状明显，病情较重，且易发生酮症酸中毒。我国儿童糖尿病的比例，占糖尿病总发病率的 5% 左右。

· 儿童糖尿病患者饮食能量计算方法

每天所需能量 =1000+ 年龄（岁）×（70~100）千卡

上式中，通常 3 岁以内儿童乘以 95~100，4~6 岁乘以 85~90，7~10 岁乘以内 80~85，10 岁以上乘以 70~80。

· 儿童糖尿病患者的饮食安排

1. 儿童对蛋白质的需求量较大，每天蛋白质的摄入量应占总能量的 20% 左右。

2. 每天胆固醇的摄入量要低于 300 毫克。应多选择鱼类，尤其是海鱼，其脂肪含量少，多为不饱和脂肪酸，对儿童的生长和发育很有帮助。

3. 糖尿病儿童的饮食，每天的能量宜在 1000~2000 千卡。

4. 添加容易消化吸收的优质蛋白质和不饱和脂肪酸，可以吃一些粗杂粮、薯类作为主食。

5. 每天的蔬菜和菌藻类食物要不少于 500 克，低糖的水果摄入 100 克左右。

6. 每日进食五六次，即 3 次正餐和两三次的加餐，能量的计算中包括加餐的能量。

· 应适量多吃的食物

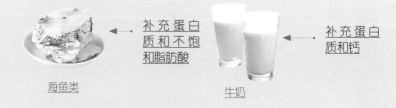

海鱼类 ← 补充蛋白质和不饱和脂肪酸

生奶 ← 补充蛋白质和钙

· 儿童糖尿病患者一周食谱推荐（以7~10岁儿童为例）

星期一	早餐	奶125克，全麦面包100克（熟重），鹌鹑蛋3个，拌黄瓜150克。上午加餐：火龙果100克
	午餐	二米饭（大米25克、小米25克），芹菜炒肉（芹菜150克、猪瘦肉50克），肉片炒圆白菜木耳（猪瘦肉25克、木耳10克、圆白菜150克）
	晚餐	杂面发糕（玉米面25克、面粉50克），海蜇拌绿豆芽（海蜇皮100克、绿豆芽50克、胡萝卜50克），香菇油菜炒肉（香菇50克、油菜100克，瘦肉25克）
星期二	早餐	豆浆200克，包子（面粉75克、牛瘦肉50克，萝卜100克）。上午加餐：西柚100克
	午餐	糙米饭（大米25克、糙米25克），清蒸鳕鱼（鳕鱼80克），素炒油麦菜（油麦菜100了），紫菜萝卜汤（紫菜5克、白萝卜75克）
	晚餐	馒头（面粉75克），青椒炒肉（青椒100克、瘦肉25克），平菇鸡蛋汤（平菇100克、鸡蛋1个）
星期三	早餐	牛奶250克，全麦面包100克，蔬菜沙拉（黄瓜50克、圆白菜50克、香肠25克、西蓝花50克）。上午加餐：苹果100克
	午餐	二米饭（大米70克、小米30克），香菇茄条（香菇50克、茄子100克），排骨炖白菜（排骨100克、小白菜150克）
	晚餐	花卷（面粉50克），丝瓜炒鸡蛋（鸡蛋1个、丝瓜50克），煮玉米（带棒玉米200克）
星期四	早餐	牛奶250克，馒头（面粉75克），鸡蛋1个，番茄炒西葫芦（西葫芦150克、番茄50克、虾皮3克）。上午加餐：西瓜500克（带皮）
	午餐	红豆饭（红豆25克、大米75克），胡萝卜炖鸡块（鸡块100克、胡萝卜50克），香菇菠菜（香菇50克、菠菜150克）
	晚餐	馒头（面粉75克），洋葱炒肉（猪瘦肉30克、洋葱100克），凉拌豆腐丝（豆腐丝25克、黄瓜200克）
星期五	早餐	豆浆200克，小包子（面粉75克、猪瘦肉50克、芹菜150克）。上午加餐：梨100克
	午餐	绿豆饭（绿豆25克、大米75克），清蒸丸子（猪瘦肉70克、虾仁5克、胡萝卜25克、草菇20克），香菇菜花（香菇15克、菜花250克）
	晚餐	花卷（面粉50克），芹菜豆腐干炒肉（芹菜100克、瘦肉25克、豆腐干25克），鲜蘑炖小白菜（鲜蘑菇50克、小白菜200克）
星期六	早餐	牛奶150克，馒头（面粉75克），青椒炒鸡蛋（青椒100克、鸡蛋1个）。上午加餐：苹果100克
	午餐	糙米饭（大米25克、糙米25克），清蒸茄盒（茄子150克、猪瘦肉50克），虾仁炒西蓝花（虾仁25克、西蓝花100克）
	晚餐	花卷（面粉75克），洋葱炒肉（猪瘦肉25克、洋葱80克），紫菜豆腐汤（豆腐50克、紫菜5克、小白菜80克）。睡前加餐：牛奶150克
星期日	早餐	牛奶250克，全麦面包50克，香肠25克，蒸紫薯50克。上午加餐：西瓜100克（带皮）
	午餐	绿豆饭（绿豆25克、大米50克），土豆烧牛肉（土豆100克、牛肉75克），西蓝花虾仁（西蓝花200克、虾仁5克）
	晚餐	荞麦面条（荞麦面50克），肉末茄丁（猪瘦肉50克、长茄子100克、尖椒50克），番茄鸡蛋汤（番茄100克、鸡蛋1个）

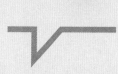

老年糖尿病患者

老年糖尿病患者 95% 以上为 2 型糖尿病患者。老年人口渴中枢敏感性降低，不易出现口渴的感觉，而老年人经常伴有肾脏病变，加上其肾糖阈较高，老年糖尿病患者"三多一少"——即多饮、多食、多尿及体重减少的现象多不典型。对老年糖尿病患者进行饮食治疗，主要目的是降低血糖、血压、血脂和血液黏稠度，以及减轻体重。而老年人的饮食有其特殊性，需格外注意。

· 老年糖尿病患者血糖的控制标准

1. 一般患糖尿病的老年人，血糖控制以空腹血糖 < 7.0 毫摩尔 / 升、餐后 2 小时血糖 < 10.0 毫摩尔 / 升为宜。

2. 合并严重并发症，频发低血糖、病情不稳定、长期卧床不能自理者，空腹血糖 < 8.0 毫摩尔 / 升，餐后 2 小时血糖 < 12.0 可以接受。

· 老年糖尿病患者的饮食安排

1. 每天主食以 300~400 克为宜，以粗细搭配为宜，碳水化合物的摄入量占总能量 50%~60%。

2. 老年人蛋白质丢失明显，每日蛋白质提供的能量要占总能量的 10%~20%，即每千克标准体重 0.8~1.0 克。

3. 少食多餐，每日至少五六次进餐，这对降低餐后血糖非常有利。

4. 适当增加膳食纤维含量丰富的食物，能减慢葡萄糖吸收速度，帮助降低血糖。

5. 水果不宜多吃，要选择含糖量少，果胶、膳食纤维含量高的水果，如苹果、草莓、木瓜、杨桃等。

6. 身体较瘦的老年糖尿病患者要适当调整饮食结构，适当增加食物量，促进体重恢复到正常范围。

7. 适当增加钙的摄入，预防肌肉萎缩、骨质疏松的发生。

· 应适量多吃的食物

←—— 补充钙

牛奶、鸡蛋、豆腐

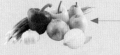

←—— 补充膳食纤维、维生素

蔬菜、粗杂粮

· 老年糖尿病患者一周食谱推荐

星期一	早餐	面包100克，牛奶250克，鲜蘑油菜（鲜蘑菇100克、油菜100克）。上午加餐：苹果100克
	午餐	拌面（面条100克、嫩黄瓜50克、绿豆芽100克），盐水豆腐干50克，叉烧肉50克，番茄皮蛋汤（番茄100克、皮蛋半个）
	晚餐	窝头（玉米面100克、黄豆面25克），素炒冬笋丝（冬笋250克），鲫鱼冬瓜汤（鲫鱼50克、冬瓜100克）
星期二	早餐	发糕50克，花卷150克，鹌鹑蛋3个，玉米面粥（玉米面20克），素炒三丝（圆白菜200克、水发木耳10克、姜丝10克）。上午加餐：西柚100克
	午餐	拌饭（大米100克、油菜100克），枸杞羊肉（枸杞子10克、羊肉50克），姜汁菠菜（鲜姜25克、菠菜250克），虾仁萝卜丝汤（虾仁10克、白萝卜100克）
	晚餐	鸡丝面（荞麦面100克、鸡肉50克、茴香100克、虾皮5克），凉拌黄瓜（黄瓜300克）
星期三	早餐	牛奶燕麦片（牛奶250克、燕麦片25克），全麦面包35克，凉拌莴笋（莴笋100克）。上午加餐：桃200克
	午餐	黑米饭（大米75克、黑米25克），蒜薹炒肉（蒜薹120克、猪瘦肉25克），冬瓜虾仁（冬瓜100克、虾仁50克）
	晚餐	花卷（面粉75克），熘豆腐（豆腐100克），素炒什锦（黄瓜100克、洋葱50克、胡萝卜50克）
星期四	早餐	豆腐脑300克，烤饼（面粉50克），番茄150克。上午加餐：猕猴桃200克
	午餐	二米饭（大米75克、黑米25克），洋葱炒肉（洋葱150克、猪瘦肉25克），白菜炒虾仁（大白菜150克、虾仁50克）
	晚餐	花卷（面粉75克），豆腐油菜汤（豆腐100克、油菜100克、瘦肉25克），番茄西蓝花（西蓝花100克、番茄50克）
星期五	早餐	豆浆200克，素包子（面粉50克、鸡蛋半个、西葫芦100克），凉拌紫甘蓝（紫甘蓝100克）。上午加餐：无糖酸奶200克
	午餐	金银饭（大米75克、玉米碴25克），肉丝菠菜（猪瘦肉75克、菠菜100克），丝瓜香菇（丝瓜100克、香菇50克）
	晚餐	馒头（面粉75克），盐水虾（竹节虾75克），蚝油生菜（生菜250克）
星期六	早餐	牛奶250克，全麦面包70克，蔬菜沙拉（西蓝花50克、黄瓜50克、芹菜25克、紫甘蓝50克）。上午加餐：橘子100克
	午餐	红豆饭（红豆25克、大米75克），青椒炒牛肉（牛肉75克、青椒100克），麻酱茄子（芝麻酱3克、茄子150克）
	晚餐	玉米碴粥（玉米碴60克、芸豆15克），鲜鸡蛋1个，蒜蓉茼蒿（茼蒿200克）
星期日	早餐	混汤挂面（挂面25克、瘦肉50克、菠菜100克、紫菜3克），馒头（面粉50克）。上午加餐：李子100克
	午餐	馒头（面粉100克），红烧土豆鸡块（土豆25克、鸡块100克），绿豆芽炒韭菜（绿豆芽150克、韭菜50克）
	晚餐	芸豆饭（芸豆25克、大米50克），蒜薹炒肉（蒜薹100克、猪瘦肉25克），洋葱炒鸡蛋（洋葱150克、鸡蛋1个）

　　　　　PART 5 特殊糖尿病人群这样吃

妊娠糖尿病患者与糖尿病患者妊娠

妊娠糖尿病是糖尿病的一种特殊类型，指确定妊娠后，如果发现有各种程度的糖耐量减低或明显的糖尿病，不论是否需用胰岛素或仅使用饮食治疗，也不论分娩后这一情况是否持续，均可认为是妊娠糖尿病。

· 妊娠糖尿病与糖尿病合并妊娠的区别

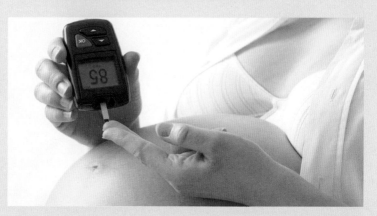

妊娠糖尿病是怀孕前没有糖尿病，怀孕后才发现的糖尿病；而糖尿病合并妊娠是糖尿病妇女怀孕。

妊娠期血糖控制指标	
时间	血糖［毫摩尔／升（毫克／分升）］
餐前	3.33～5.82（60～105）
餐后1小时	6.11～7.22（110～130）
餐后2小时	5.0～6.67（90～120）

· 妊娠糖尿病患者的饮食安排

1. 每天五六次进餐，少量多餐有助于稳定控制血糖，减少餐后高血糖及餐前低血糖。

2. 在原有蛋白质摄入量基础上，每天增加 15～25 克，其中牛奶、鸡蛋等富含优质蛋白质的食物应至少占 1/2。

3. 每天应吃 200～300 克主食，主食摄入过少易发生酮症酸中毒。

4. 烹调用油以植物油为主，减少油炸、油煎类食物，以及动物的皮、肥肉等。

·应适量多吃的食物

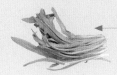

补充膳食纤维、维生素C

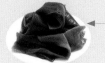

·补充碘

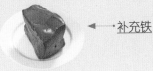

·补充铁

新鲜绿色蔬菜

紫菜、海带

动物肝脏和动物血

·糖尿病患者妊娠的饮食安排

1. 要根据孕期的营养需要和血糖情况及时调整胰岛素的用量。

2. 不要为了使血糖稳定就减少饮食摄入，保证母婴营养良好是最重要的。

3. 保证每天五六餐，睡前应加餐，选用牛奶、鸡蛋等食物，防止夜间低血糖。

4. 分娩后提倡母乳喂养，但仍应限制精制糖的摄入。

不同体型孕期建议体重增加值		
孕前BMI	体形	建议体重增加值
≤18.5	消瘦	12.5~18千克
18.5~23.9	正常	11.5~16千克
24~27.9	超重	7.5~11.5千克
≥28	肥胖	6~6.8千克

整个孕期都必须同糖尿病医生、产科医生、营养师经常保持联系，避免出现意外情况。

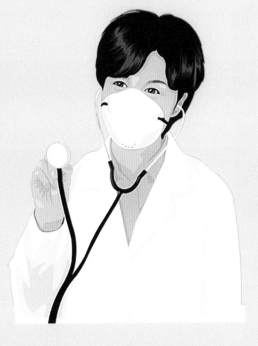

· 妊娠糖尿病患者一周食谱推荐

星期一	早餐	牛奶250克，全麦面包70克（熟重），鹌鹑蛋3个。上午加餐：苹果200克
	午餐	二米饭（大米75克、小米25克），番茄牛肉（番茄120克、牛肉50克），凉拌菠菜（菠菜150克）
	晚餐	馒头（面粉75克），清炒芦笋（芦笋150克），荠菜豆腐羹（荠菜100克、豆腐50克）。睡前加餐：无糖酸奶125克
星期二	早餐	牛奶250克，苏打饼干50克。上午加餐：西柚200克
	午餐	猪肉馄饨（猪瘦肉20克、馄饨皮100克），豆腐干拌胡萝卜（豆腐干50克、胡萝卜200克）
	晚餐	米饭（大米50克），海虾炒蒜薹（海虾200克、蒜薹150克）。睡前加餐：无糖酸奶120克
星期三	早餐	牛奶燕麦片（牛奶250克、燕麦片25克），无糖面包70克，鸡蛋1个，芥末莴笋片（莴笋200克）。上午加餐：橘子200克
	午餐	高粱米饭（高粱米25克、大米75克），冬瓜虾仁（冬瓜100克、虾仁50克），青椒炒火腿（青椒150克、火腿10克）
	晚餐	馒头（面粉100克），土豆烧茄子（土豆50克、茄子150克），腐竹炝圆白菜（腐竹20克、圆白菜150克、火腿10克）。睡前加餐：无糖酸奶120克
星期四	早餐	牛奶250克，小包子（面粉75克、羊肉25克、白萝卜200克），腐乳瓜丁（黄瓜100克）。上午加餐：杏100克
	午餐	莲子饭（大米100克、干莲子25克），茄汁西蓝花（番茄50克、西蓝花250克），红烧平鱼（平鱼100克）
	晚餐	馒头（面粉100克），炝白菜丝（大白菜150克），蒜薹烧火腿（蒜薹75克、火腿30克）。睡前加餐：草莓100克
星期五	早餐	牛奶250克，馒头（面粉50克），蒸蛋羹（鸡蛋1个）。上午加餐：燕麦粥（燕麦片25克）
	午餐	红豆饭（红豆25克、大米75克），芹菜炒肉（芹菜200克、猪瘦肉80克），蔬菜沙拉（黄瓜50克、芹菜25克、生菜25克、西蓝花50克、香肠25克）。下午加餐：苹果100克
	晚餐	发糕（面粉75克、玉米面25克），番茄炒虾仁（虾仁50克、番茄200克、豌豆25克）
星期六	早餐	豆浆200克，茴香包子（面粉75克、鸡蛋1个、茴香200克），黄瓜木耳汤（黄瓜150克、水发木耳10克、鸡蛋半个）。上午加餐：柚子200克
	午餐	绿豆饭（绿豆25克、大米75克），海带炖丝瓜（水发海带100克、丝瓜150克），肉末茄子（猪瘦肉75克、茄子100克）
	晚餐	馒头（面粉75克），蚝油生菜（生菜250克），红烧虾（竹节虾120克）。睡前加餐：无糖酸奶120克
星期日	早餐	豆腐脑200克，花卷（面粉75克），茶鸡蛋1个，洋葱拌胡萝卜（洋葱50克、胡萝卜60克）。上午加餐：橙子100克
	午餐	豌豆饭（豌豆25克、大米75克），清炒油麦菜（油麦菜300克），红烧平鱼（平鱼100克）。香瓜150克
	晚餐	馒头（面粉100克），鱼香茄子（茄子150克），鸡丝拌菜花（鸡胸肉75克、菜花150克）

PART 6

对症饮食，赶走合并症

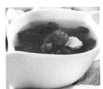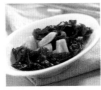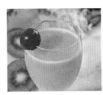

糖尿病合并血脂异常

糖尿病合并血脂异常的患者越来越多，与动脉硬化的发生有着紧密的联系。因此，患者应加强自身的敏感度，而饮食的调理对防治血脂异常十分关键，通过科学合理的饮食习惯和饮食选择，除了能够防止血脂异常外，还可以促进血脂异常患者的病情恢复。

· 营养处方

1. 每日摄入油量要小于25克。富含饱和脂肪酸的动物脂肪的摄入要少，少吃猪、牛、羊等，尽量食用富含不饱和脂肪酸的植物油，如橄榄油、亚麻子油、山茶油等。

2. 每天膳食纤维的摄入量应不少于30克。可适当增加粗粮、蔬菜及水果的进食量，补充充分的膳食纤维，以降低血脂含量。

3. 每日胆固醇的摄入量要少于300毫克。患动脉粥样硬化症的糖尿病患者，每日胆固醇摄入量不应超过200毫克。限制动物内脏、动物油脂、蛋黄以及干贝、蟹黄等的摄入。

4. 多喝白开水，保证每天喝2000克，不饮酒。

· 营养素搭配公式

维生素C+胆固醇=抑制胆固醇吸收

· 代表菜式：香菇油菜鸡肉粥

· 饮食提醒

1. 减少富含碳水化合物的食物，如糖果、点心等。

2. 1个鸡蛋含有约250毫克胆固醇，每周食用鸡蛋最好不要超过4个。

3. 每天摄入肉类不要超过75克，煎炸食品尽量不吃，如食用每周不要多于2次，如油条等。

4. 就寝前3小时最好不要进食。

最佳食谱

番茄肉片汤

健胃消食，保护血管

材料·番茄、猪肉各100克。

调料·葱末5克，盐3克，料酒10克，淀粉适量，香油4克，胡椒粉少许。

做法·

1. 番茄洗净，用开水烫一下，将表皮去除，切块；猪肉洗净，切片，用盐、料酒、胡椒粉、淀粉腌渍10分钟。

2. 锅中倒水烧开，加入番茄煮开，将肉片逐一放入，待肉片浮起，用勺子搅动，最后撒上盐、葱末，淋上香油即可。

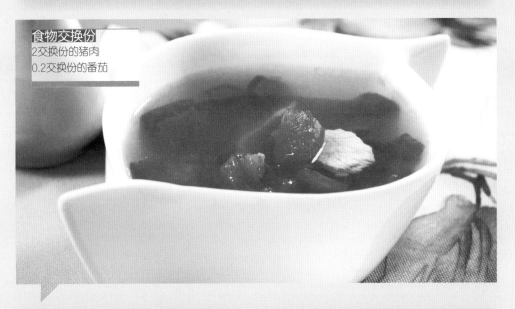

食物交换份
2交换份的猪肉
0.2交换份的番茄

菜名	食材清单	食物交换份
洋葱土豆片	洋葱150克、土豆100克	1交换份的土豆、1交换份的洋葱
鲜蘑炒豌豆	鲜蘑菇100克、豌豆25克	0.2交换份的鲜蘑、0.1交换份的豌豆
核桃仁炒韭菜	韭菜250克、核桃仁10克	0.5交换份的韭菜、0.4交换份的核桃仁
香菇炒芹菜	芹菜200克、水发香菇100克	0.4交换份的芹菜、0.3交换份的香菇

其他推荐食谱

糖尿病合并眼病

糖尿病对眼睛的损害，可使得患者出现白内障、玻璃体积血、青光眼、眼肌神经损害等，其中白内障最为常见。糖尿病性视网膜病变是糖尿病患者严重的并发症之一，可致盲。因此，伴有眼病的糖尿病患者，要控制好每天的能量供应，搭配好自己的饮食，使得病情得以控制。

· 营养处方

1. 糖尿病眼病患者每周应吃一次动物肝脏，增加维生素A的摄入，但有血脂紊乱及痛风的患者要合理选择动物肝脏。

2. 常吃富含膳食纤维的食物，大白菜、白萝卜、海带等，可以防治便秘，以免排便困难引起腹内压增高，导致眼部切口裂开或眼内出血等。

3. 适当多饮有养肝明目作用的茶，如决明子茶、枸杞子茶等，帮助延缓视力的衰退。

4. 应根据患者具体情况合理摄入脂肪，帮助延缓视网膜的病变。肥胖患者应严格限制脂肪的摄入，每日不宜超过25克。消瘦病人可适当提高脂肪摄入量。多选择富含不饱和脂肪酸的植物油，深海鱼油也不错。

5. 每天至少喝水2000克，少量多次饮用为宜。

6. 常食富含维生素A、牛磺酸、维生素C及胡萝卜素的食物，如胡萝卜、菠菜、鱼类、南瓜等。

· 营养素搭配公式

维生素A+锌=锌能促进维生素A吸收

代表菜式：芝麻兔肉

· 饮食提醒

1. 应避免吃辛辣的食物，如辣椒、葱、蒜等，这些食物容易导致血管扩张，甚至引发视网膜出血。

2. 少食或不食油炸食品、肥肉等肥腻食品。这些食物能生痰成结，阻碍晶状体对纤维蛋白的吸收，对病情恢复不利。

胡萝卜芹菜粥

增强体质、护眼明目

材料 · 大米50克，胡萝卜20克，芹菜叶25克。

调料 · 盐3克。

做法 ·

1. 将大米洗净，在水中浸泡20分钟；芹菜叶洗净，切碎。

2. 锅置火上，放入大米和清水煮沸，改小火熬成粥。

3. 胡萝卜削皮，洗净，切小丁，放入粥内同煮，待熟软后加盐调味，熄火盛出，再加入芹菜叶即可。

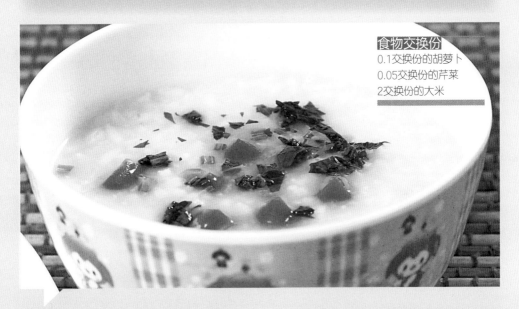

食物交换份
0.1交换份的胡萝卜
0.05交换份的芹菜
2交换份的大米

其他推荐食谱

菜名	食材清单	食物交换份
芹菜拌花生仁	芹菜250克、花生仁20克	0.5交换份的芹菜、0.8交换份的花生仁
玉米绿豆粥	绿豆、玉米、大米各30克	1.2交换份的绿豆、1.2交换份的玉米、1.2交换份的大米
菠菜拌胡萝卜	菠菜150克、胡萝卜100克	0.3交换份的菠菜、0.5交换份的胡萝卜
苦瓜荠菜猪肉汤	苦瓜250克、猪瘦肉100克、荠菜50克	0.5交换份的苦瓜、2交换份的猪瘦肉、0.1交换份的荠菜

糖尿病合并肾病

糖尿病引起的肾病是造成糖尿病患者残疾以及死亡的重要因素之一，与糖尿病性视网膜病变、神经病变合称为糖尿病的"三联病变"。早期出现蛋白尿、渐进性肾功能损害、高血压等，逐渐会发展为肾衰竭。患者在选择饮食上，要根据自身的肾功能状况等特点，选择减轻肾脏负担及缓解或减轻临床症状的食物。

·营养处方

1. 能量的摄入要控制好，以每天每千克体重摄入30~35千卡为宜。

2. 早期糖尿病肾病患者，每日蛋白质摄入量为每千克体重0.8~1.0克，处于临床糖尿病肾病期的患者则为0.2~0.6克。

3. 脂肪摄入要控制，坚持低脂肪饮食。选择橄榄油、花生油等富含不饱和脂肪酸的油类作为能量的来源。

4. 钠盐的摄入每日不超过5克。

5. 摄入充足的维生素、矿物质，如B族维生素、维生素C、铁、钙、锌等。

6. 慢性肾衰竭的糖尿病患者宜适当多吃些富含叶酸的食物，如绿叶蔬菜，可以辅助调养。

·营养素搭配公式

维生素B$_{12}$+叶酸=促进叶酸吸收

代表菜式：腐竹香菇炖鱼

·饮食提醒

1. 不过多食用嘌呤含量过高的食物，以减轻肾脏的负担，如肉汤、沙丁鱼及动物内脏等。

2. 避免钾的摄入超标，每日钾摄入量应低于2000毫克。如果若每日尿量大于1000克和血钾量正常时，可以不必限制钾的摄入。

3. 糖尿病患者在终末期肾病的尿毒症期，要控制水的摄入量，为前一天总尿量加上500~700克。因为摄入大量的水会加重肾脏负担，导致病情恶化。

最佳食谱

青椒炒牛肉
对视网膜病变和肾病都有利

材料·青椒 200 克，牛肉 100 克。

调料·葱花、酱油各 5 克，料酒 10 克，盐 3 克，香油 2 克。

做法·

1. 牛肉洗净，切片，沸水汆熟，备用。

2. 青椒去蒂和子，洗净，切成片，放入沸水锅中焯烫后捞出。

3. 炒锅置火上，倒油烧至五成热，放入葱花略炒，加牛肉片、料酒、酱油、盐及少许水，小火烧透入味，再放入青椒炒匀，淋上香油即可。

食物交换份
0.5交换份的青椒
2交换份的牛肉

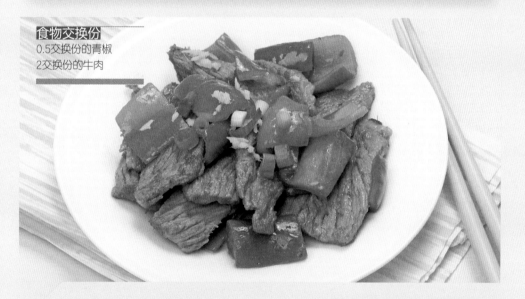

其他推荐食谱		
菜名	食材清单	食物交换份
蛋花番茄面	番茄100克、鸡蛋30克、面条150克	0.2交换份的番茄、0.5交换份的鸡蛋、6交换份的面条
蒜米菠菜	菠菜250克、大蒜20克	0.5交换份的菠菜
紫菜黄瓜汤	黄瓜100克、紫菜5克	0.2交换份的黄瓜
冬瓜粥	冬瓜60克、大米50克、枸杞子10克	0.1交换份的冬瓜、2交换份的大米

糖尿病合并脂肪肝

糖尿病合并脂肪肝在肥胖、血脂异常、高血压的人身上较多见，尤其是成年肥胖的糖尿病患者并发脂肪肝较多，通常与胰岛素缺乏有关。对此，患者要管理好自己的饮食习惯，控制好自己的体重，保护好自己的肝脏健康。

· 营养处方

1. 糖尿病合并脂肪肝患者应合理地限制能量摄入，控制好体重。体重正常从事轻体力活动的患者，每日每千克标准体重能量为25～30千卡，超重及肥胖者每日每千克标准体重能量为20～25千卡。

2. 摄入的碳水化合物应占全天总能量的60%，可以选择粗粮、杂粮，少吃精细的谷类食品。

3. 适当提高蛋白质的比重，每天的供给量为每千克标准体重1.2～1.5克。

4. 每千克标准体重每天供给脂肪0.5～0.8克，以植物油为宜，而且总量要少于20克。

5. 充分合理饮水，平均每3小时应摄入400克左右的水，最佳选择是白开水、矿泉水及清淡的绿茶、菊花茶等。

· 营养素搭配公式

维生素C+蛋白质=有利于蛋白质的吸收

代表菜式：番茄豆腐

· 饮食提醒

1. 应避免高动物脂肪、高胆固醇饮食，每日食用油的摄入量不超过20克。

2. 晚餐不宜吃得太晚，且不要吃夜宵，否则会使食物中的能量转化成脂肪储存起来，加重病情。因此，晚饭最佳时间是在 18:30～19:30。

3. 远离烟酒，烟中的尼古丁会使血液黏稠度增高；乙醇能诱发脂质代谢紊乱，尽量不饮酒。

4. 食盐摄入要少，建议每天摄入量不超过4克，以免水钠潴留，促使体重增加。

最佳食谱

口蘑烧菜花

调节脂代谢

材料· 菜花 150 克，鲜口蘑 100 克。

调料· 葱丝、姜丝各 5 克，盐 3 克。

做法·

1. 菜花洗净，掰成小朵；口蘑洗净切片。

2. 炒锅倒油烧热，爆香葱丝、姜丝，加入菜花、少许水烧开，放入口蘑、盐翻炒至熟即可。

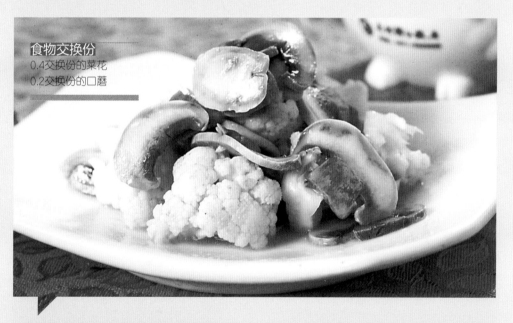

食物交换份
0.4交换份的菜花
0.2交换份的口蘑

其他推荐食谱		
菜名	食材清单	食物交换份
蒜香苋菜	苋菜200克、大蒜10克	0.4交换份的苋菜
青椒豆豉鸡蛋	青椒200克、鸡蛋1个	0.5交换份的青椒、1交换份的鸡蛋
韭菜炒鳝丝	鳝鱼200克、韭菜300克	2.5交换份的鳝鱼、0.6交换份的韭菜
凉拌燕麦面	燕麦面100克、黄瓜100克	4交换份的燕麦、0.2交换份的黄瓜

糖尿病合并冠心病

患糖尿病 5 年以上者，一半左右的人可能并发冠心病，是非糖尿病患者的 4 倍，且在女性身上较多见，如果得不到重视，严重患者可因心力衰竭而死亡。糖尿病合并冠心病与饮食和营养有很大关系，合理膳食是防治的关键措施之一。

· 营养处方

1. 总能量摄入要低于正常生理需要，每日能量分配的比例为早餐30%、午餐50%、晚餐20%，以免导致肥胖。

2. 蛋白质应占总能量的15%。轻度体力劳动者蛋白质摄入量为每天每千克标准体重1.26克，极重体力劳动者为1.75克。

3. 膳食中的饱和脂肪酸、多不饱和脂肪酸、单不饱和脂肪酸之比以1:1:1为宜。

4. 每日胆固醇摄入量应控制在300毫克以下，有助于降低血清胆固醇的含量。

5. 每天的食盐摄入量应少于2克，以减轻心脏负担。

6. 适当增加含硒元素较丰富食物的摄入，能够帮助保护心血管和心肌的健康，如海产品、牛肉等。

· 营养素搭配公式

硒+维生素E =促进硒的吸收

代表菜式：香菇核桃肉片

· 饮食提醒

1. 少喝或不喝浓茶、咖啡，辣椒、芥末、酒等辛辣食物也不宜食用。

2. 饮食要少量多餐，有规律，不可暴饮暴食。

3. 应避免高脂肪、高胆固醇饮食，每日食用油的摄入量不超过25克。

4. 盐腌、盐渍加工的食物，钠的含量非常高，糖尿病合并冠心病患者应尽量避免食用，还要注意酱油、鸡精等隐形盐的摄入量。

5. 畜禽类食物因含有较多的脂肪和胆固醇，糖尿病合并冠心病患者应少吃，以免加重心脏、血管的负担。

猕猴桃杏汁

降低冠心病发病率，预防糖尿病眼病

材料·猕猴桃100克，杏60克。

做法·

1. 猕猴桃洗净、去皮、切小丁；杏洗净、去核、切小丁。

2. 猕猴桃丁和杏肉丁一同放入榨汁机中榨汁，倒入杯中饮用即可。

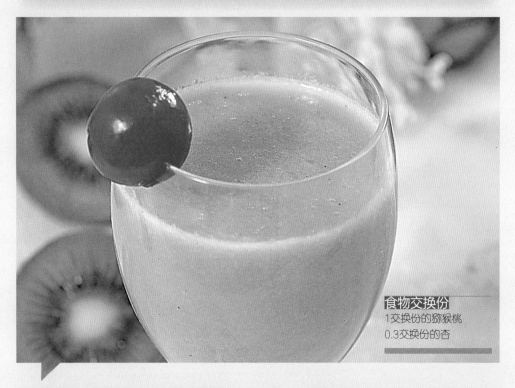

食物交换份
1交换份的猕猴桃
0.3交换份的杏

其他推荐食谱		
菜名	食材清单	食物交换份
炝拌芹菜腐竹	芹菜100克、水发腐竹80克	0.2交换份的芹菜、4交换份的水发腐竹
鲫鱼冬瓜汤	鲫鱼300克、冬瓜100克	3.8交换份的鲫鱼、0.2交换份的冬瓜
番茄炒草菇	草菇300克、番茄200克	0.75交换份的草菇、0.4交换份的番茄
山药排骨汤	猪小排200克、山药150克	4交换份的猪小排、1交换份的山药

糖尿病合并痛风

痛风是基于体内嘌呤代谢紊乱，从而引起血尿酸升高，尿酸盐结晶沉积在关节滑膜、滑囊、软骨及其他组织中引起的反复发作性炎性疾病。糖尿病合并痛风患者在饮食上，要控制好嘌呤的摄入量，从而减轻痛苦。

· 营养处方

1. 摄入优质蛋白质，每日每千克体重0.8~1克，以牛奶、鸡蛋为主，肉类应煮沸后去汤食用。

2. 控制总能量的摄入，合理增加碳水化合物的摄入，促进尿酸排出，如米饭、馒头、面食等。

3. 每日膳食中嘌呤含量要少于100~150毫克，食用嘌呤含量少或基本不含嘌呤的食品，如蔬菜、水果等。

4. 饮水量每日2000~3000克，以普通开水、淡茶水、矿泉水、菜汁等为佳。

5. 适当多吃一些含B族维生素丰富的食物，能起到一定的抗氧化作用，减少尿酸的生成。

· 营养素搭配公式

维生素B_1+维生素B_2+维生素B_6
=B族维生素最合适的搭配

代表菜式：菠菜猪肉小米粥

· 饮食提醒

1. 避免脂肪摄入过多，每日摄取量控制在总能量的20%~25%以内，以免导致尿酸排出受阻。

2. 避免食用高嘌呤食品，常见的有动物内脏、骨髓、水产品、发酵食物、豆类等。

3. 少食辣椒、咖喱、胡椒、芥末、生姜等调料，这些调味品均能兴奋自主神经，导致痛风急性发作。

4. 避免吃火锅，因为火锅原料如牛肉、羊肉、动物内脏、海鲜、蘑菇等，嘌呤含量很高。

5. 不要饮酒，尤其是啤酒，啤酒中的嘌呤含量很高，很容易导致血尿酸浓度增高。另外，糖尿病合并痛风患者更要禁止空腹饮酒。

最佳食谱

蒜蓉蒸丝瓜

促进排毒

材料·丝瓜 250 克，蒜蓉 20 克。

调料·盐、香油各适量。

做法·

1. 丝瓜去外皮，洗净，切厚片。

2. 锅内倒植物油烧热，炒香蒜蓉，加盐拌匀，熄火；将一半蒜蓉倒在丝瓜片上，放入蒸锅中，大火隔水蒸5分钟后取出。

3. 锅内倒植物油烧热，爆香剩余的蒜蓉，淋在丝瓜上，滴香油即可。

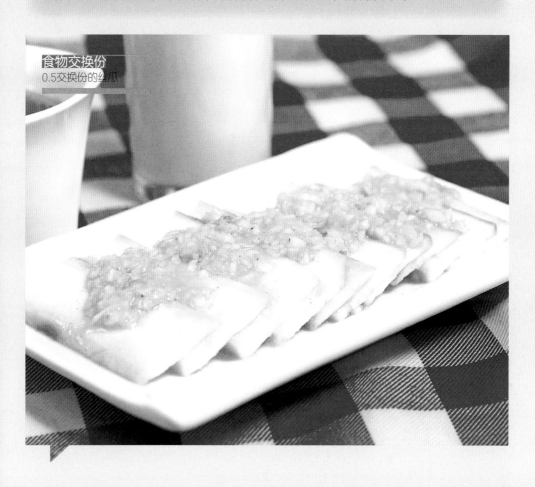

食物交换份
0.5交换份的丝瓜

玉米燕麦粥

降压降脂，美容养颜

材料·玉米面、燕麦各50克。

做法·

1. 燕麦去杂质洗净，放锅内，加适量水，煮至开花。

2. 玉米面用清水调成稀玉米糊，倒入煮熟的燕麦中，大火加热，同时用勺子沿着同一方向不停搅匀，煮沸后改用小火稍煮即可。

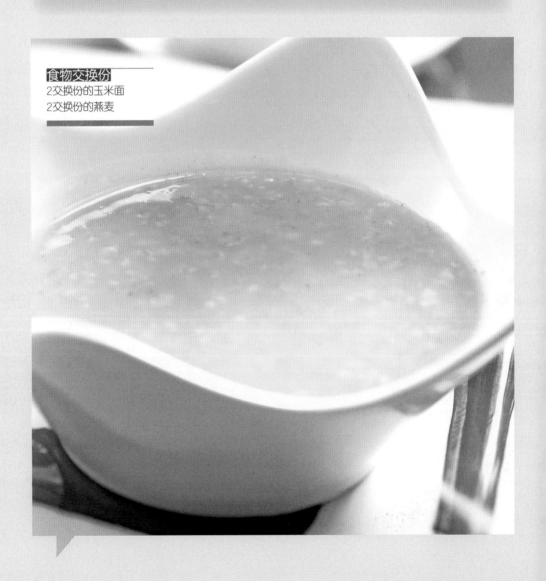

食物交换份
2交换份的玉米面
2交换份的燕麦

西芹猕猴桃汁

调控血糖、保护视力

材料·西芹 50 克，猕猴桃 100 克。

做法·

1. 西芹洗净，去叶，切小段；猕猴桃去皮，切丁。

2. 将上述食材放入榨汁机中，加入适量饮用水搅打均匀即可。

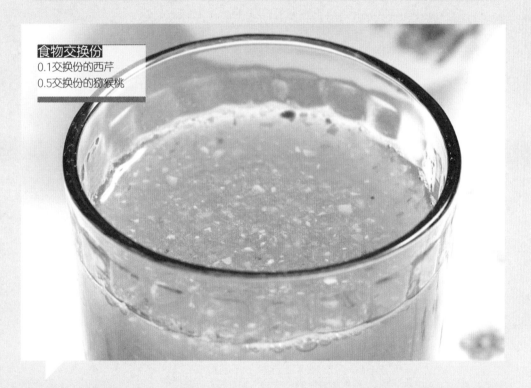

食物交换份
0.1交换份的西芹
0.5交换份的猕猴桃

其他推荐食谱

菜名	食材清单	食物交换份
燕麦面拌黄瓜	燕麦面50克、黄瓜50克	0.1交换份的黄瓜、2交换份的燕麦面
黑米面馒头	黑米面25克、小麦粉50克	1交换份的黑米面、2交换份的小麦粉
绿豆芹菜汤	绿豆50克、芹菜50克	2交换份的绿豆、0.1交换份的芹菜
白菜焖豆腐	大白菜100克、北豆腐50克	0.2交换份的白菜、0.5交换份的北豆腐

下 篇

运动是
最好的降糖药

PART 1

糖尿病合理运动的那些事

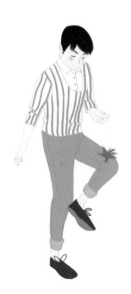

合理运动是关键

运动的降糖效果比想象的强大

运动疗法是糖尿病治疗的"五驾马车"（饮食疗法、运动疗法、病情检测、药物疗法和糖尿病教育）之一，可以看出运动的效果与重要性。实践证明，科学合理的运动，能够帮助身体战胜疾病，促进身心的健康，对糖尿病患者而言，也是如此。究竟运动对血糖的影响到底有多大呢？

首先，运动能够促使细胞摄取血糖，对解决 2 型糖尿病治疗问题有很重要的积极作用。运动还可提高胰岛素受体的敏感性，这对胰岛素是很有帮助的，可以促使胰岛素更好地发挥作用，从而达到降糖的效果。

肥胖是导致胰岛素抵抗的重要因素，通过运动，则可以改善脂类代谢，提高肌肉中脂蛋白酶的活性，加速脂肪分解，从而减少体重，减轻胰岛素抵抗，对 2 型糖尿病患者极其有益，还可避免心脏病的发生。

运动后，肌肉、肝脏还会摄取大量葡萄糖，使得血糖进一步下降，如中等量的运动，其降糖作用能够维持 12~17 小时。这些均说明了运动对于降糖有很大的积极效果。糖尿病患者在选择好适合自己的运动后，一定要坚持运动，使自己的血糖得到很好的控制。

不是所有的糖尿病患者都适合运动

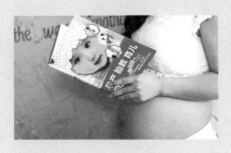

患糖尿病的女性在妊娠期间运动量不宜过大，可以听医生的建议，合理安排；若伴有腹泻、呕吐等情况，一定要等症状消失，病情好转后，再合理运动。

虽然运动对于糖尿病患者而言有很大的意义，但是并非所有的糖尿病患者都适合通过运动来调控血糖，或者通过某些运动来达到控制病情的目的，这要根据糖尿病患者本身的病情，科学地对待，不可盲目。

那么哪些糖尿病患者不适合运动呢？

1. 严重的1型糖尿病患者。

2. 糖尿病急性并发症，如严重感染、酮症酸中毒等。

3. 糖尿病严重的并发症，如糖尿病足坏疽、糖尿病肾病、重症冠心病、直立性低血压及排尿困难、神经并发症等，有这些情况时绝对禁忌运动。

4. 通过饮食疗法，但血糖未得到控制者，病情不稳定者，容易低血糖者及妊娠妇女，此类患者相对禁忌运动。

5. 老年糖尿病患者伴随各种感染、肝肾功能衰竭、心力衰竭、新发心肌梗死或血管栓塞、动脉瘤、各类型期前收缩、心房颤动及肺源性心脏病引起的严重换气障碍、高血压或代谢紊乱未得到很好的控制者等。

6. 代偿性心瓣膜病、装有心脏起搏器、严重的静脉曲张、有神经肌肉疾病或关节畸形趋势、极度肥胖及服用 β-受体阻断剂、洋地黄制剂等的老年糖尿病患者相对禁忌运动。

7. 需要注意的是，有腹泻、呕吐或在禁食期间的患者，要暂停运动治疗，等这些情况消失以后再运动。

运动前需要注意什么？

1. 运动前的检查

糖尿病患者在运动之前，要到医院做一次全面的身体检查，如血糖、血压、心电图、心功能、肾功能等，还包括眼部并发症及骨骼、关节和脚部的检查，确定是否有危险因素。

在检查完以后，糖尿病患者需要跟医生共同讨论自己的病情，了解自己是否适合运动，以及适宜的运动量、运动类型、运动时间和运动中应该注意的事项等，确定一个合理的针对性运动方案。

·2. 准备活动

准备活动，也可以叫热身运动，其目的在于通过较为缓慢的、渐进的方式，逐步增加运动的强度，以提高心血管系统对运动的适应性。在改善关节、韧带、肌肉的柔韧性后，再进行强度较大的活动，可以避免诸如肌肉、韧带的拉伤等多种问题的发生。

准备活动，因人而异，不同的患者可以根据自己的情况，选择喜欢的方式作为热身，如伸展伸展腰背、踢踢腿、慢走一会儿等，一般要持续 5~10 分钟。

·3. 服装和鞋的选择

运动之前服装和鞋的选择也同样重要，应该如何科学地选择呢？

很多患有糖尿病的老人会选择布鞋，觉得布鞋柔软、轻便，而且价格低廉。但是，就是因为软，布鞋很容易让针、石子等扎破鞋底。另外，有神经病变的老年糖尿病患者对疼痛的感觉很弱，脚被扎破也很难察觉，容易引起足部溃疡。所以糖尿病患者，尤其是老年人，要在医生的指导下，然后挑选合适的鞋，一般底硬、垫软、宽头的鞋是较为合适的。

当然在穿鞋前，还要检查鞋是否有破损，有无沙子等存留在鞋内等。

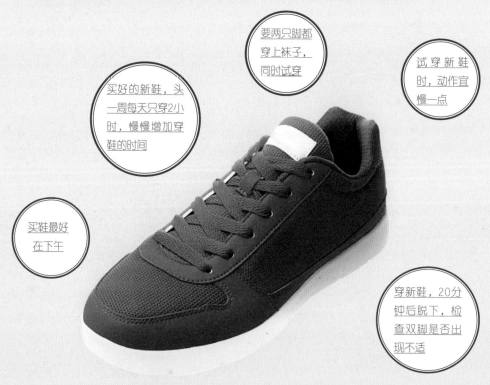

要两只脚都穿上袜子，同时试穿

试穿新鞋时，动作宜慢一点

买好的新鞋，头一周每天只穿2小时，慢慢增加穿鞋的时间

买鞋最好在下午

穿新鞋，20分钟后脱下，检查双脚是否出现不适

糖尿病患者买鞋、穿鞋有讲究

选择服装时，要考虑天气、季节及周围空气的湿度等。

如冬季时，糖尿病患者需要保暖的服装，宜选择薄的多层衣服，在运动过程中如果感到热，可以适当脱几件。最外层最好穿羊毛制品。耳套、手套等不要忘了戴，保护好耳朵和手部，以免冻伤。

相应地，在暖和的季节，通透性好的服装则是首选，在夏季还要预备好一顶轻便的帽子，防止阳光直射，避免伤害头部皮肤。

另外，在潮湿的天气运动，则应该选择棉织的衣服，它有更好的吸收性和透气性，适合糖尿病患者穿。

找到适合自己的运动方式

糖尿病患者的病情因年龄、性别、体质、生活方式等多方面的不同而千差万别，在选择运动方式时，也要考虑到这些因素，注意因人而异、因时制宜，选择个体化的运动方式，要选择适合自己的运动，这样才更容易坚持下去，达到降糖的目的。

·不常运动的人

对于体力有限或平时缺乏运动的糖尿病患者来说，一开始，运动要简单，运动量要少些，待坚持一段时间，能够较好的适应以后，可以适当地增加强度。

·经常参加运动的人

对于经常参加运动，体力较好的糖尿病患者，可以在合理的范围内，根据自己的喜好选择某些活动，这样有利于患者持之以恒。

·有氧运动是首选

运动中最为大家认可的，是有氧运动——运动强度较小，允许患者在充分呼吸的状态下，略微有些出汗，可以使全身肌肉得到活动，时间持续较长。常见的有氧运动有散步、慢跑、骑自行车等。

强度低、全身都能得到锻炼

有氧
运动

时间长、不中断、有节奏　　　　体内碳水化合物、脂肪分解较完全

当然，对于肥胖的糖尿病患者来说，可以在有氧运动的基础上，适当配合一些无氧运动——抗阻力运动，如腹肌锻炼、俯卧撑、手掌推压及利用哑铃进行的运动等，它能够帮助肥胖的患者消耗多余的脂肪，有很好的减肥效果。

需要注意的是，特殊的糖友们在运动时，有一些不同于普通糖友的地方，需要根据自己的特殊状况，采取合适的方式。妊娠糖尿病患者，在孕 16 周之内，可以多做一些有氧运动，帮助改善情绪，减少妊娠反应，促进胎儿更好地发育；16~28 周，可以适当加大运动量——运动频率和时间，而不是运动强度；28 周以后，逐渐接近预产期，这时要慢下来，运动时间要相应减少。老年糖尿病患者在运动时需要注意安全，要避免受伤。

对于糖尿病患儿，以下是儿童青少年国际糖尿病协会对于糖尿病患儿参加运动的一些建议。

1. 鼓励活动，不限制活动种类。

2. 运动前监测血糖，再决定进行何种运动。

3. 血糖＞15.0毫摩尔/升，不宜运动；血糖＜7.0毫摩尔/升，应该吃一些含碳水化合物的食物（如无糖饼干等）后再运动。

4. 随身携带富含碳水化合物的食物，每15分钟进食15克。

5. 要有熟悉低血糖诊断、治疗经验的成人陪同，注意进食，防止低血糖反应的发生。

6. 为防止糖尿病患儿因锻炼过量出现低血糖，或者因运动时间过长而致脱水，事先应做好必要的准备。

运动强度和运动时间的合理选择

· 运动强度的选择

糖尿病患者如何确定自己的运动量呢？通常，患者每天要消耗总能量摄入的10%~20%，平时不运动的患者可以从消耗10%开始，逐渐增加，平日经常锻炼的患者，可以选择20%的消耗量。当然，对于肥胖的患者来说，能量的消耗还要适度增加一些，以达到控制体重和减肥的目的。

当然，运动要循序渐进地增加，由开始的5~10分钟增加到30~40分钟，此强度的增加量，可以用1~2个月的时间来完成。糖尿病患者在运动时，不要做高强度和高难度的剧烈运动，因为，这不但起不到积极作用，还会弄巧成拙——不但达不到控制血糖的目的，反而会使血糖升高。

· 运动强度参考：脉搏次数

以下两个公式可以作为糖尿病患者日常运动的参考。

> 运动强度上限（脉搏次数）=230-自己的年龄

> 合适的运动强度（脉搏次数）=运动强度上限（脉搏次数）×（50%~60%）

说明

一位40岁的糖尿病患者，运动强度上限（脉搏次数）=230-40=190，而其合适的运动强度（脉搏次数）即为：190×（50%~60%）=95~114，即运动后脉搏数在每分钟95~114次，这个范围内上下浮动为达标。

对于不同年龄段，不同运动倾向的人，运动后的脉搏次数标准，可以根据下表，做适当的参考。

年龄段	平时不运动者	经常运动者
20~39岁	110次左右	120~125次
40~59岁	100次左右	110~115次
60~69岁	90次左右	100次左右
70岁以上	根据实际情况，尽量做些简单、较平静的运动，如太极拳、散步等	

·科学的运动时间

通常是从吃第一口饭算起的饭后 0.5~1 小时开始，是最佳运动时间，此时血糖较高，合理地运动，不容易导致低血糖的出现。运动持续时间以 60 分钟左右为宜，包括运动前的热身活动时间和运动后的恢复整理时间。每周运动 3 天以上。

运动过程中，在达到适合自己的运动强度后，应坚持运动 30 分钟，长期坚持，才会有效果。一天中，早晨或下班后进行运动是较好的选择，饱餐后或饥饿时运动，则不利于身体健康。

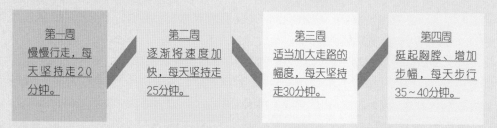

糖尿病患者步行时间推荐，仅供参考

运动时间轻松找出来

你还担心没有时间运动吗，下面的小建议，可以让你每天都可以抽出很多时间来"活动一下筋骨"！

1.上、下班路上
每天吃完早饭，提前15分钟出门，不急着坐车上班，先慢慢走10分钟，让身体活动活动，既锻炼了身体，还能给一天带来好心情；下班回家路上，少坐一站地，步行回家，在路上享受散步的好时光，何乐而不为呢？

2.上班休息的空余
上班累了，空余时间，起来简单地摇摇头、耸耸肩、扭扭腰、踢踢腿、转转脚腕等，让你紧张的情绪得到放松，更有利于精神集中。

3.看电视的时候
边看电视边吃饭，是导致肥胖的一个危险因素，所以看电视时不要吃饭，那么能不能利用这个时间，做些有意义的事呢？当然有！边看电视，边扭扭腰、伸伸胳膊、做做下蹲，怡情又健身！

糖尿病患者运动小细节

1. 运动过程中经常喝水

糖尿病患者在运动过程中，除了消耗能量以外，还要消耗大量的水分以及一些矿物质，如果不及时补充，可能会导致机体缺水。因此，在运动过程中，经过一段时间（如20分钟），要喝些水，而不是等到口渴时再喝。饮用水的选择，矿泉水、淡茶水或运动饮料较适合，不要选择含糖过多的饮料。

如果运动时间超过1小时，最好在喝的水里面添加5%左右的碳水化合物，如糖，或者加食盐0.11~0.15克/升。水的温度宜控制在15℃~22℃，水太凉或过热都不适合糖尿病患者在运动中饮用。

2. 在运动中发挥音乐的作用

研究表明，音乐是运动最有利的驱动工具——音乐会增加运动频度，延长运动时间及加大运动的强度。

如做广播体操时，听一些旋律悠扬的乐曲，慢跑的时候选择一些较为有节奏感的音乐；心情不好时，可以选择欢快舒畅的音乐来提高自己运动的热情；情绪低落时，振奋一点的音乐则更适合。

3. 运动时别忘了带上这些东西

· 甜食，如糖块、巧克力

糖尿病患者在运动过程中消耗的能量是不运动时的7~40倍，葡萄糖利用率大大提高，因此极易出现低血糖现象，出现头晕。另外，如果运动之前进餐不足，又注射了胰岛素，更容易出现低血糖反应。这时及时补充一些糖块或巧克力等甜食，可缓解低血糖出现的不适反应。糖果宜选水果糖、奶糖等，不要含木糖醇等甜味剂。

· 病情卡

病情卡是糖尿病患者在运动中出现低血糖或其他紧急情况下，非常重要的救治方式，糖尿病患者要养成随身携带的习惯，放在容易被发现和取出的地方。

· 日常 "部件"

毛巾和水是糖尿病患者运动中不可或缺的，糖尿病患者每次运动前要准备好。如果选择慢跑、快走等运动项目，简便易携带的计步器也是一件"法宝"。如果去较远的地方，零用钱也是一个值得注意的小细节，要带上一些，在感觉身体出现不适情况时，可以尽快坐车到医院检查和治疗。

糖尿病患者运动后注意事项

1. 运动后不要马上淋浴

运动后，毛孔处于开放状态，淋浴很可能导致毛孔迅速收缩和关闭，使得体内热量不能及时散发，而且很可能引起抵抗力下降。如果水温过低，会使肌肉紧张，水温过高则容易增加外周血流量，导致回心血量减少，可能发生头晕、恶心等症。

2. 运动后的整理活动

运动后应该用较软的毛巾将汗擦干，待呼吸和心跳恢复正常后，再进行温水淋浴。运动前的热身活动是让身体逐渐适应运动，而运动后的整理活动则是让身体逐渐恢复常态。

运动后若立即坐下来休息，会阻碍下肢血液回流，影响血液循环，加重疲劳感。所以运动结束后要做一些放松的调整活动，加快恢复体能、消除疲劳，如徒手操、步行、放松按摩、呼吸节律放松操等，可避免运动后出现头晕、乏力、恶心、呕吐、眼花等现象。

3. 做好血糖监测，观察身体反应

运动结束后，要及时测量一下血糖，了解运动对于自身血糖的影响，对于用药的调整和血糖的稳定有很大意义，有条件的患者最好自备一台血糖仪。

运动后除血糖监测外，还要"监测"一下自己的身体状况，如食欲、睡眠等——如果出现不良状况，应该停止运动，接受专业医生的建议和指导。

4. 运动后不要马上进食

很多糖尿病患者在做完运动后会感觉饿，想尽快吃些东西，以补充运动的消耗。但是，糖友们要注意：运动后，腹腔内各器官的血液供应明显减少，胃肠道的蠕动减弱，消化腺的分泌功能也随之下降，如果立即吃东西，会增加消化器官的负担，引起消化功能紊乱。

因此，最好在运动结束30分钟后，再适当进食。

安全有效的降糖运动处方

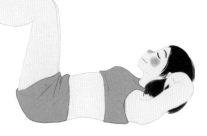

可常做的降糖运动

散步

散步既能有效降低血糖，同时还能放松身心，可谓一举数得。而且，对于老年人来说，散步是一种健康的运动方式，尤其是在饭后散步，简单易行，不受任何场地、设施的限制，最容易坚持下来。

· 散步的速度

慢速步行	1.2 ~ 2.1 千米/30 分钟
中速步行	2.1 ~ 2.7 千米/30 分钟
快速步行	2.7 ~ 3.0 千米/30 分钟

散步可快可慢，可多可少，宜酌情而定，量力而行。

· 散步的时间

宜在饭后进行散步。

每天不少于30 分钟，每周不少于5次。

· 散步适宜运动量的表现

1. 散步10分钟后心率应在（220 - 年龄）×（60%~70%）。

2. 散步后不感觉疲倦，微微出汗，呼吸略微急促但并不喘粗气，说明运动量比较适宜。

特别提醒

1. 散步时不宜穿皮鞋和高跟鞋；衣服要宽松合体。

2. 脚上有炎症的患者应积极治疗，不宜散步。

3. 散步的场地以平地为宜，尽可能选择公园、操场、庭院等环境清静、空气清新的场所。

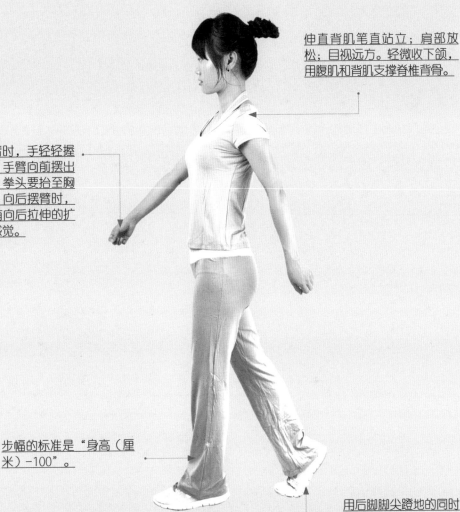

伸直背肌笔直站立；肩部放松；目视远方。轻微收下颌，用腹肌和背肌支撑脊椎背骨。

摆臂时，手轻轻握拳；手臂向前摆出时，拳头要抬至胸部，向后摆臂时，要有向后拉伸的扩胸感觉。

步幅的标准是"身高（厘米）-100"。

用后脚脚尖蹬地的同时用脚后跟着地。

散步15 分钟（60 米/ 分钟），可消耗 40 千卡能量。

40 千卡是多少？

拳头大小的奶油蛋糕1/4 个

香蕉1/2 根

鹌鹑蛋3~4 个

· 其他运动消耗40千卡所需时间

运动类型	时间（分钟）
打羽毛球	6分钟
打乒乓球	8分钟
骑自行车	6分钟

慢跑

糖尿病患者是可以进行慢跑的，这样有利于血糖的控制。因为运动能促进肌肉组织对葡萄糖的摄取和利用，加速肝糖原、肌糖原的分解及末梢组织对糖的利用。

· 跑步的速度

慢速	6.5~7.5千米/小时
中速	8~8.5千米/小时
快速	8.5~9千米/小时

跑步可快可慢，可多可少，宜酌情而定，量力而行。

· 跑步的时间

在早上或傍晚进行慢跑。

每次保持在 20 分钟以上，一周三至四次。

· 跑步适宜运动量的表现

1. 慢跑20分钟以上心率在120次/分钟左右。

2. 以主观上不觉得难受、不喘粗气、不面红耳赤，能边跑边说话的轻松气氛为宜。客观上慢跑时每分钟心率不超过180-年龄为度。

特别提醒

1.慢跑时，吸要深长，呼要缓慢而有节奏，宜用腹部深呼吸，全身肌肉要放松，吸气时鼓腹，呼气时收腹。

2.慢跑时步伐要轻快，双臂自然摆动。

3.定量跑有时间和距离限制，即在一定时间内跑完一段距离，从少到多，逐步增加。

4.跑鞋的选择也至关重要，一般来说，典型的慢跑鞋要轻、要软，鞋底又要经得起反复的撞击才行。

慢跑时，头部要保持正直，眼睛看向正前方。

慢跑时，手臂不要僵直，紧握拳头，完全弯曲肘部。

长距离跑步时膝盖不要抬得太高。

慢跑时，要尽量让足中和脚跟先着地。

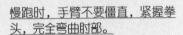

150千卡能量是多少？
中等大小的青苹果2个半
中等大小的芒果2/3个
普通鸡蛋2个半
大个的石榴2个

慢跑15分钟能消耗150千卡左右的能量。

·其他运动消耗150千卡热量所需时间

运动类型	时间（分钟）
足球	9分钟
篮球	11分钟
排球	14分钟
羽毛球	13.5分钟

活动四肢

经常活动四肢，能够促进四肢的血液循环，对预防和延缓糖尿病动脉血管病变有很好的疗效。

· 活动四肢的时间

糖尿病患者可以选择在空闲的时间段练习（除了饭后不久），全天任何时间都可以，每次锻炼 10 分钟，每天锻炼五六次。

· 活动四肢的适宜运动量的表现

活动后，不会出现气喘吁吁的情况，不出汗或稍微出汗，没有头晕、恶心、呕吐等现象。

注意事项

1.运动过程中，动作不宜过大、过猛。

2.运动后，要防止受凉，同时要及时补水。

3.全身要放松，心情要平静。

双手伸屈运动，然后双臂向上提，做5～10次。

双脚都做伸屈运动后，双腿慢慢下放，最后伸直。

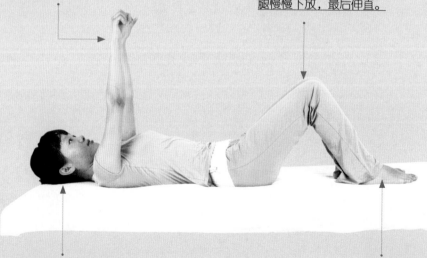

活动四肢时，头部可以随着手部的动作，做适当地转动与俯仰动作。

取仰卧位后，双足跟交替蹬摩脚心，使脚心感到温热。

骑自行车

　　自行车可以作为环保的交通工具用来代步、出行，现在越来越多的人将自行车作为健身器材了。长期骑自行车能改善糖尿病患者糖代谢及血糖控制水平，改善糖尿病血脂代谢异常，预防心血管病的发生。

特别提醒

1.车座太硬的，可用泡沫塑料做一个柔软的座套套在车座上，以减少车座对下体的摩擦力。

2.调整车座的高度和角度。车座太高，骑车时臀部必然左右错动，容易造成身体的擦伤；车座前部上翘，更容易损伤下体。

3.骑车时间较长时，要注意变换骑车姿势，使身体的重心有所移动，以防身体某一点长时间着力。

4.初骑变速车时，速度不要太快，时间也不要太长，待身体适应后再加速和加时。

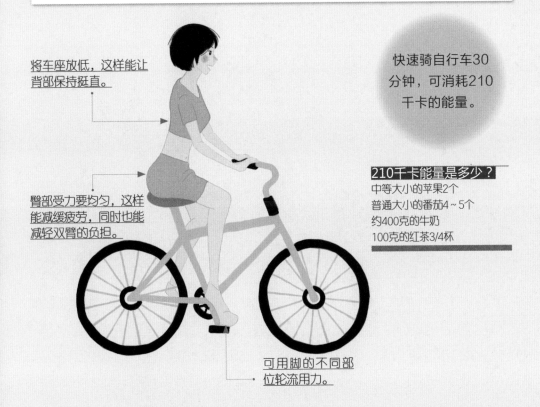

将车座放低，这样能让背部保持挺直。

臀部受力要均匀，这样能减缓疲劳，同时也能减轻双臂的负担。

可用脚的不同部位轮流用力。

快速骑自行车30分钟，可消耗210千卡的能量。

210千卡能量是多少？
中等大小的苹果2个
普通大小的番茄4~5个
约400克的牛奶
100克的红茶3/4杯

踢毽子

糖尿病患者不适合较长时间的运动，而踢毽子运动量不大，却能使全身得到活动。同时，踢毽子不仅使下肢的关节、肌肉、韧带得到锻炼，同时也能充分活动腰部。

特别提醒

1.踢毽子对场地要求不高，只需一小块比较平坦的空地即可。

2.中老年人在踢毽子之前一定要将身体活动开，以免在运动的过程中出现拉伤。

3.在踢毽子时，除了腿部之外的其他部位，要放松，不能过于僵直死板。

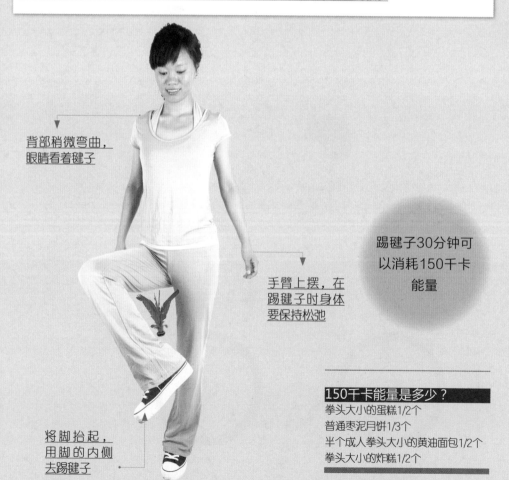

背部稍微弯曲，眼睛看着毽子

手臂上摆，在踢毽子时身体要保持松弛

将脚抬起，用脚的内侧去踢毽子

踢毽子30分钟可以消耗150千卡能量

150千卡能量是多少？
拳头大小的蛋糕1/2个
普通枣泥月饼1/3个
半个成人拳头大小的黄油面包1/2个
拳头大小的炸糕1/2个

爬山

爬山有利糖尿病患者控制血糖，所以，糖尿病患者也可以根据自己的病情，尝试爬山运动。在爬山过程中，腿部大肌群参与较规律的运动，且有一定负荷，可以促进血液循环，使更多的毛细血管张开，加强氧交换，增强新陈代谢，使人体对胰岛素的敏感程度增加，有利于更好地控制血糖水平。

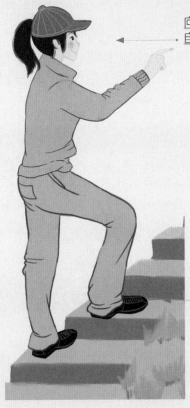

向上攀登时，目光保留在自己前方3~5米处最好。

控制住自己的脚步，切不可冲得太快。

登山30分钟可以消耗500千卡的能量。

500千卡能量是多少？
拳头大小的奶油蛋糕1个半
五仁月饼约1个
普通大小的芒果2个
普通大小的鸡蛋3个

特别提醒

1.鞋要合脚，不能穿高跟鞋，衣服要宽松。

2.随身带一些水或饮料，以免山上没有水。

3.天气不好时最好不要去爬山，以免发生危险。

4.下山时不要跑着下山，以免收不住脚发生危险。

5.爬山时身体前倾，但腰、背要挺直，避免形成驼背、弯腰的姿势。

降糖体操

糖尿病患者可以在每天早餐前做一段广播体操，时间在 3~5 分钟内最好。如果是在早餐之后可以延长到 10~20 分钟，运动者可以根据自己的具体安排来调整时间。

1. 双脚并拢，双手上举，背部伸直，重复此动作3~5次。

2. 微微下蹲，将双手放在膝盖上，让膝盖不断弯曲伸展，重复此动作8~16次。

3. 双脚并拢，让膝盖慢慢左右旋转，重复此动作8~16次。

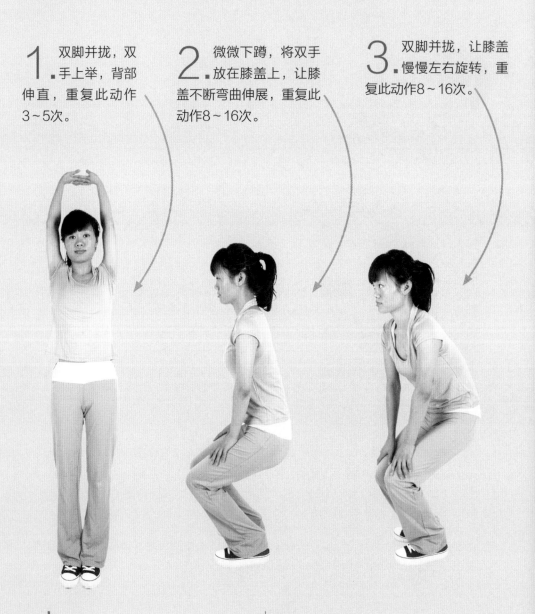

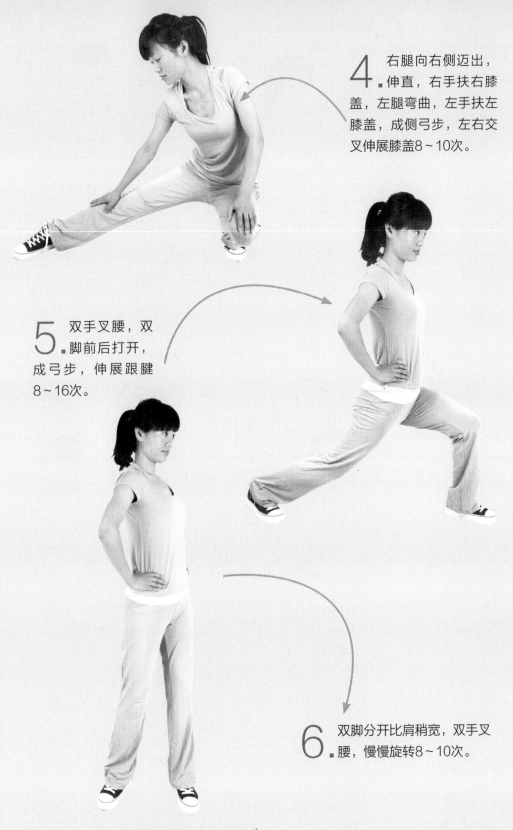

4. 右腿向右侧迈出，伸直，右手扶右膝盖，左腿弯曲，左手扶左膝盖，成侧弓步，左右交叉伸展膝盖8~10次。

5. 双手叉腰，双脚前后打开，成弓步，伸展跟腱8~16次。

6. 双脚分开比肩稍宽，双手叉腰，慢慢旋转8~10次。

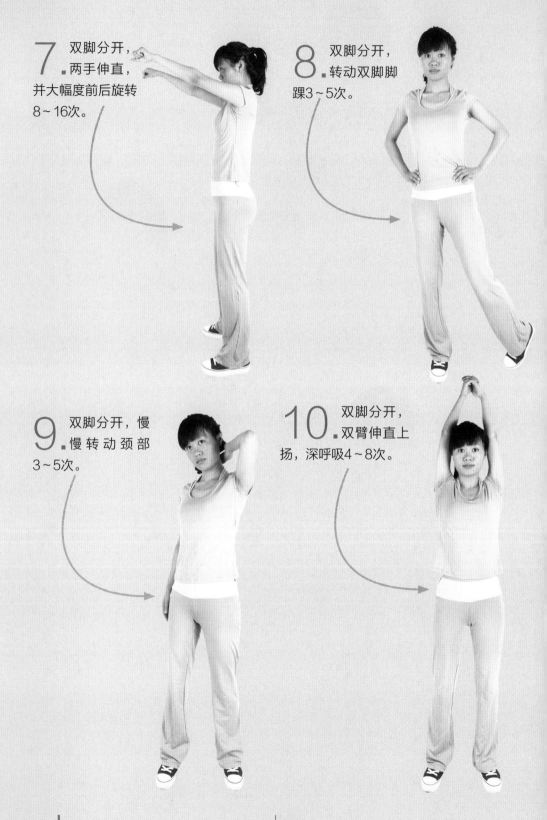

7. 双脚分开，两手伸直，并大幅度前后旋转8～16次。

8. 双脚分开，转动双脚脚踝3～5次。

9. 双脚分开，慢慢转动颈部3～5次。

10. 双脚分开，双臂伸直上扬，深呼吸4～8次。

太极拳

　　一项最新研究显示，打太极拳有助于提高糖尿病患者的免疫功能，改善其对血糖的控制能力。研究人员发现，糖尿病患者连续打太极拳 12 周后，血糖可降低，免疫功能有所增强。

特别提醒

1. 早晚各做两遍，每遍在30分钟左右，先做第一遍，休息3分钟之后再做第二遍。

2. 为了起到降低血糖的作用，建议前后两次练习之间相隔不超过三天。

3. 如果锻炼者体质虚弱，可以打半套太极拳，甚至可以只练习几个基本动作，如果体力较好则可以打全套太极拳。

·二十四式太极拳中的几式

·海底针

1. 将自己的身体重心放在自己的右腿上，右手慢慢向下转，然后上摆置头部右侧。之后手心向左，指尖向前。左手向前下伸，手心向下，手指向前，高过腰，眼睛看着左手。

2. 右手慢慢向前下伸，左手指向前下，手心向左，与膝盖平行。将左手慢慢收回，置于左膝前，然后将手心向下，手指向前，眼睛看着右手。

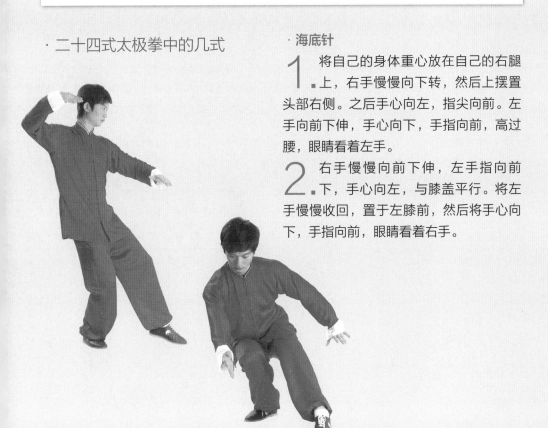

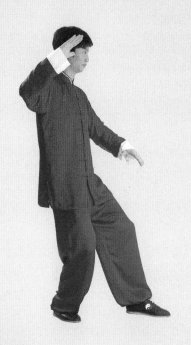

·高探马

1. 右脚跟进半步，身体重心后移至右腿；右手变掌，然后两手心翻转向上，两肘微屈；身体微向右转，左脚跟渐渐离地，眼看左前方。

2. 上身微向左转，面向前方；右掌经右耳旁向前推，手心向前，手指与眼同高；左手收至左侧腰前，手心向上；左脚微向前移，脚尖点地，成虚步，眼看右手。

·手挥琵琶

1. 将右脚慢慢迁移半步，将身体的重心放在右腿上，之后将右手慢慢往下收，左手稍微向前伸。

2. 将左脚稍微向前移，脚尖翘起，左手慢慢向前伸，掌心向右，拇指高与肩平，右手收至左肘内侧，手心向右，眼睛看着左手。

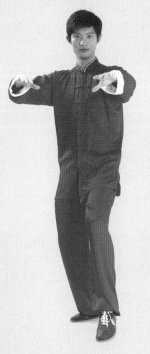
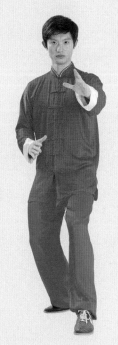

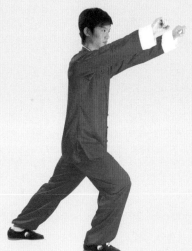

· 双峰贯耳

1. 将右脚收回，屈膝平举，身体随之稍微向右转。之后将左手伸向右手，手心向后，和肩齐平，眼睛看着右手。

2. 将左脚向前，落成右弓步，同时将两手撤至两肋，然后双手握拳，并分别向左右绕弧转前，两拳相对，与耳平齐，手心斜向外下，两眼看拳。

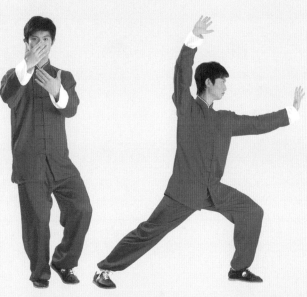

· 闪通臂

1. 左脚微微向上提，两手微微向上提，眼看左手。

2. 左脚前落成左弓步，同时将右手向上架起，手心向右上，高举过头项，左手向前推出，手指向上，同肩平齐，眼睛看左手。

打太极拳30分钟能消耗128千卡的能量。

128千卡能量是多少？
普通大小的橘子2个
普通大小的鸭梨1个
普通大小的水蜜桃2个
橘子汁100克

· 其他运动消耗128千卡能量所需时间

运动类型	时间（分钟）
踩水	12分钟
蛙泳	12分钟
跳水	40.8分钟

八段锦

练习八段锦可增加能量消耗，减轻体重，降低血糖，舒缓情绪，改善胰岛素抵抗。八段锦能很好地降低 2 型糖尿病患者的糖化血红蛋白，运动期间血糖可得到良好控制。

· 基本动作

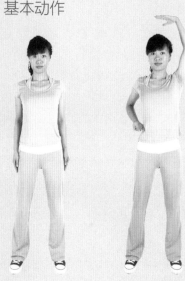

· 两手擎天理三焦

1. 站立，两脚分开与肩同宽，含胸收腹，腰部、脊椎放松。头正平视，口齿紧闭，用鼻子做深呼吸，宁神调息1～2秒，气沉丹田。

2. 两手从体侧缓缓举到头顶，转掌心向上，用力向上托举，同时两脚的脚跟随着双手的托举而起落。托举6次之后，双手转掌心向下，沿着身体前方缓缓按至小腹，之后再回到最初的站姿。重复做10次。

· 调理脾胃单举手

1. 身体自然站立，全身放松，两脚分开与肩同宽，双臂在体侧自然下垂。

2. 左手从左侧翻掌上举，手臂挺直，手指并紧，手心向上，指尖向右，同时右掌下按，指尖向前。

3. 左手从左侧落下，掌心下按，指尖向前，右手从右侧翻掌上举，手臂挺直，手指并紧，手心向上，指尖向左。如此反复练习10次。

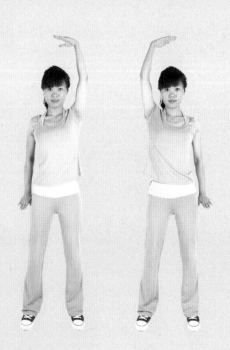

垂钓

钓鱼能够让人的大脑皮质兴奋，激活人体的神经系统，同时还能增加胰岛素的分泌，从而起到降低血糖的效果。所以，不少糖尿病患者都把钓鱼当成是自己的健身、娱乐项目之一。

特别提醒

1.一般来说，如果是在晴天钓鱼，水面反射的阳光会很刺眼，这容易让人患上雪盲症，因此钓鱼的时候可以带上墨镜。

2.如果选择在夏季钓鱼，那么可能会被太阳暴晒，容易患日射病，所以在钓鱼的时候最好撑一把伞。

3.老年人最好用又轻又短的鱼竿，这样在钓鱼的时候不会太耗费体力。

钓鱼时最好采用长竿斜向垂钓的方法，这样下钩点与垂钓者之间的距离比较远，人对鱼的各种干扰就会小很多。

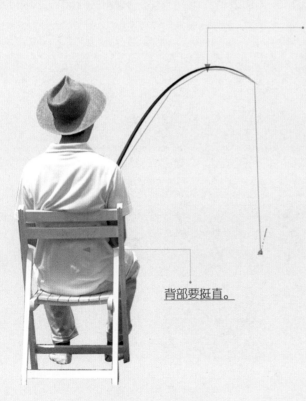

背部要挺直。

糖尿病患者需注意：

1.由于钓鱼时间往往比较长，因此一定要随身带好药物，并且要按时服药。

2.钓鱼的次数和时间一定要合理安排，不能过于疲劳。

3.糖尿病患者往往视力不是很好，再加上钓鱼需要全神贯注比较费眼力，这样时间久了之后就会出现头晕眼花的现象，因此糖尿病患者在钓鱼时要经常闭上眼睛休息一会儿。

随时随地都能做的运动

事实上，在生活中有很多动作是我们随时随地都可以做的，这些动作不但简单，而且还能消耗我们体内的能量，最终达到降低血糖的目的。而且，这些动作对于中老年糖尿病患者来说也非常适合。

· 金鸡独立

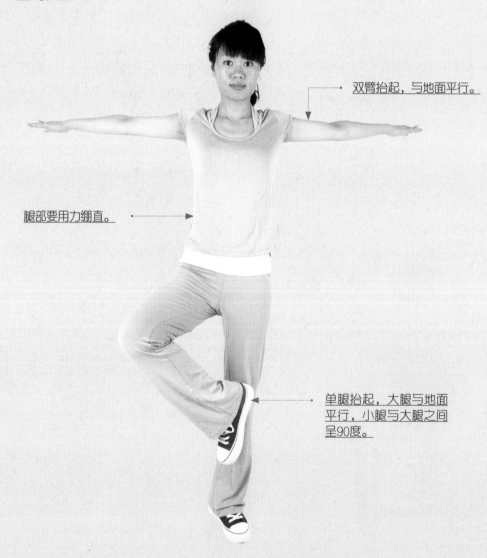

双臂抬起，与地面平行。

腿部要用力绷直。

单腿抬起，大腿与地面平行，小腿与大腿之间呈90度。

· 踮脚

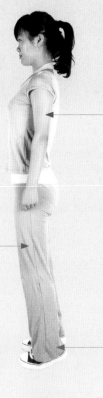

双臂自然下垂，
双拳紧握。

双腿尽量绷直，不要弯曲。

双脚要尽量往上踮，不要用
后脚掌甚至是脚掌着地。

· 耸肩

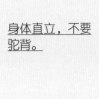

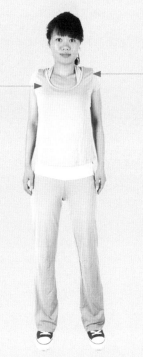

身体直立，不要
驼背。

将肩膀往上耸，然后做顺
时针或逆时针运动。

PART 2　安全有效的降糖运动处方

· 转踝

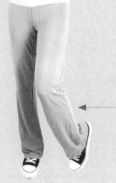

双手叉腰或者垂直放下。

身体直立。

一只脚站立，另一只脚顺时针或逆时针转动脚踝，过一段时间之后，双脚互换，重复运动。

· 甩手

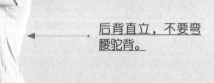

双臂绷直，前后或者是上下甩动，向前摆动不要超过60度，向后摆动不要超过30度。

后背直立，不要弯腰驼背。

双腿绷直，不要放松。

· 空抓左手

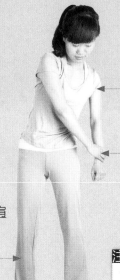

身体上半部分向左做弯腰运动。

左手伸直，右手去抓左手手腕。

双腿伸直，与肩同宽。

注意

1.双脚一定要分开，与肩同宽。

2.背部后侧一定要挺直，不能驼背。

· 转腕

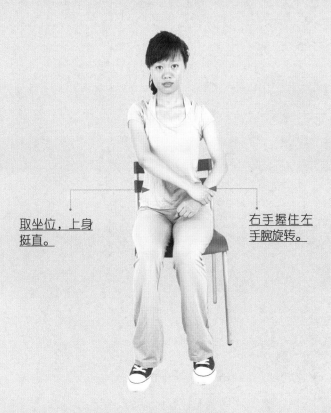

取坐位，上身挺直。

右手握住左手腕旋转。

2分钟就能搞定的健身运动

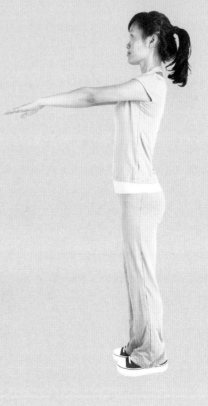

· 左右扬臂

两腿分开与肩同宽，左右双臂分别上下扬到垂直高度，胸腹微挺，头部呈后仰状，随左右臂膀的运动深呼吸，时速为每秒各一次，时间2~3分钟，每日早起后、睡觉前各一次。这个动作简单易做，所用时间少，同时还能消耗能量，降低血糖，对中老年糖尿病人来说尤其适用。

· 下蹲

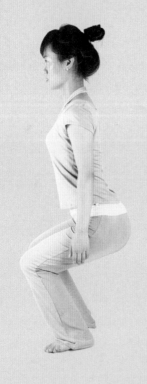

注意

1.站立时双脚并拢，双腿绷直。

2.下蹲时动作要缓慢，呼吸要均匀。

3.双臂自然垂直，背部挺直。

· 椅子健身法

1. 坐在椅子上，伸直身体，做一次深呼吸，紧腰收腹，保持姿势4~6秒，重复4~8次。

2. 坐在椅子上伸直身体，两肩向后用力使背肌收紧，两肩胛骨靠拢，保持姿势4~6秒，重复4~8次。

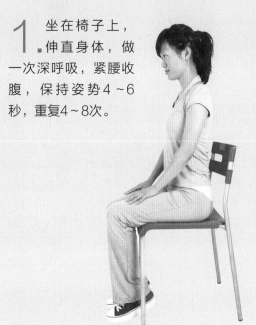

3. 坐在椅子上，两手撑住椅面，用力支撑，尽量把自己身体抬起。保持姿势3~4秒，重复4~8次。

4. 坐在椅子上，身体紧缩收腹，双手用力支撑，收紧臀大肌，并使臀部从椅子上微微抬起。保持姿势4~6秒，重复4~8次。

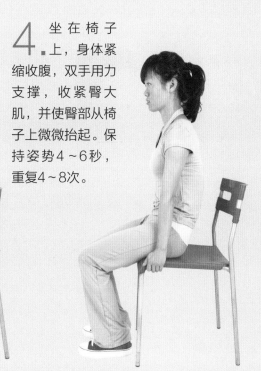

5. 坐在椅子上，双手叉腰，两脚踩地，左右转动腰部至最大幅度，重复8~12次。

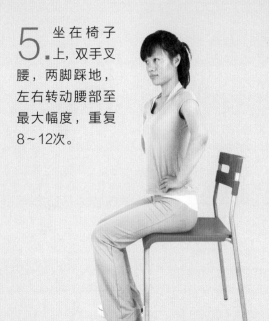

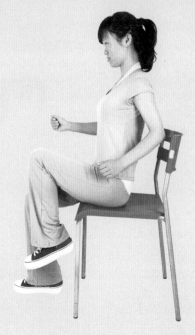

6. 坐在椅子上，双腿轮流屈膝向上提起，双臂屈肘于体侧，交替前后摆动，模仿跑步动作，重复30次。

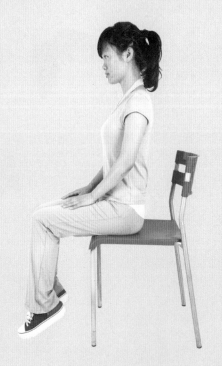

7. 坐在椅子上，伸直身体，两脚踩在地上，脚跟尽量提起，持续6秒，重复8~12次。

· 踏车运动

1. 平躺在床上，将双腿抬起，屈膝让大腿和小腿之间呈90度角，双手抱头。

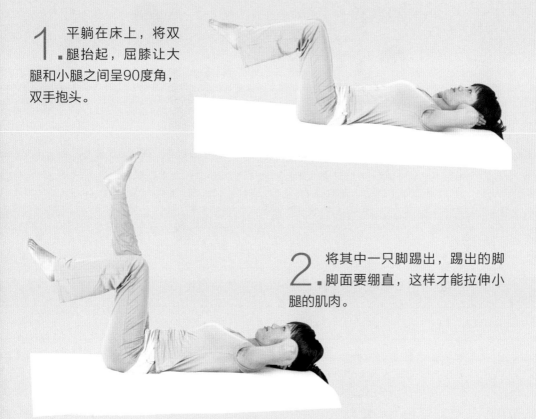

2. 将其中一只脚踢出，踢出的脚脚面要绷直，这样才能拉伸小腿的肌肉。

3. 双脚轮流重复刚才的动作，要用大腿来带动小腿的活动，这样效果才会更好。

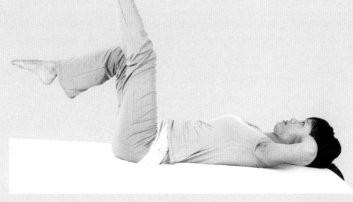

· 枕头操

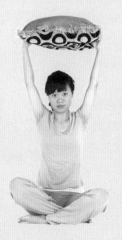

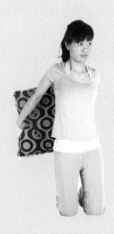

1. 侧腰伸展：双腿盘坐，双手抓住枕头两边举起，高过头顶。吸气向上伸展，呼气腰弯向一侧，保持两次呼吸。吸气还原，呼气另外一侧做同样的动作。可伸展腰两边的肌肉，放松脊椎。

2. 肩膀拉伸：跪位，双手在身体后侧抓住枕边。吸气时双臂向上抬高，保持两次呼吸。呼气，上身向一侧扭转，保持两次呼吸。吸气还原，相反一侧重复同样的动作。借用枕头的连接，使双臂可以向上伸展到极致，充分释放肩胛区域的紧张，可达到使大脑瞬间放松的作用。

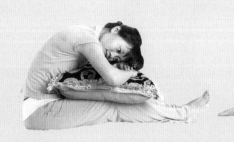

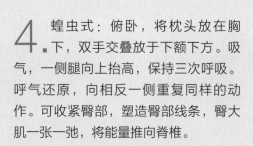

3. 双腿背部伸展式：坐位，双腿前伸，将枕头放在腿上面。呼气时上身压向枕头，头侧向一边，保持五次呼吸。吸气时还原。借助枕头可以填补上身与腿之间的距离，更好地消除双腿压力，促进睡眠。

4. 蝗虫式：俯卧，将枕头放在胸下，双手交叠放于下额下方。吸气，一侧腿向上抬高，保持三次呼吸。呼气还原，向相反一侧重复同样的动作。可收紧臀部，塑造臀部线条，臀大肌一张一弛，将能量推向脊椎。

·扣膝

身体站直，两脚交替踏步，两膝抬高。同时两手前伸，掌心朝下。当右膝抬高时，用右手碰触膝盖头上部，左膝抬高时，用左手碰触膝盖头上部。动作快慢与平时快速行走的速度大致相同，每回叩膝不少于 50 次。

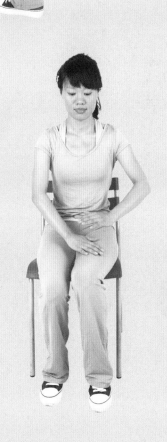

·拍打腰腹部

坐姿，双手掌心一前一后轮流拍打腹部与腰部各 36 次。可以防治糖尿病、胃炎、便秘等。

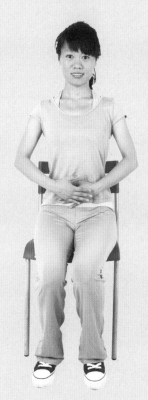

·拍打双腿

坐姿，双手掌心同时拍打右腿 2 次，再用左手掌心拍打左腿 3 次，反复操练，可帮助降低血糖，提高右脑功能，还可以防治老年痴呆。

就算再忙也可以做的运动

· 乘车时的小动作

1. 坐车的时候收紧小腹，双脚轻抬离地，这样可以增加腰部的柔韧性。

2. 坐车站立时，双手抓住吊环，踮起脚跟，脚尖用力，这样可以锻炼腿部、腹部的肌肉。

3. 当你乘坐公交车或者是地铁时，用左手握住右手的手臂，然后把头部向下靠近胸部，这样让头部上下运动就可以锻炼胸部的肌肉。同时还能利用吊环做旋转运动，抓住吊环一侧的手臂左右旋转就可以锻炼手腕和上肢了。

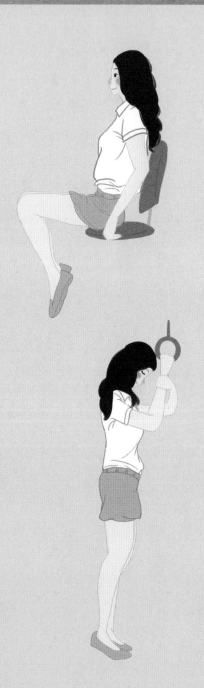

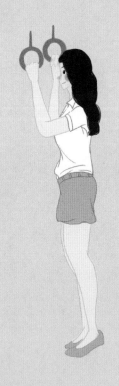

· 办公室小运动

· 坐式运动

如果你在平时的生活中过于忙碌，根本顾不上运动，那么可以尝试一下下面的"小运动"。这些小动作不但能够增加关节的灵活性，促进血液循环，同时还能增强肌肉力量。

干洗腿

1. 用双手将一侧的大腿根抱紧，用力从大腿根向下按摩到足踝。

2. 再从足踝往上回按到大腿根。

3. 用相同的方法去按摩另一条腿，整个动作重复10~20次。

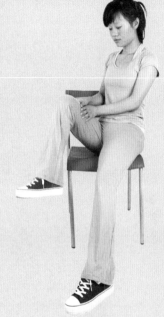

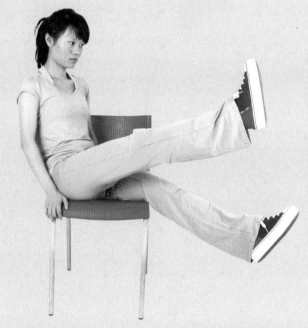

抬腿运动

1. 在椅子上端坐好，双腿伸直同地面形成一定的角度。

2. 吸气，同时将其中的一条腿尽量抬高，觉得自己的气已经吸得足够时再将腿返回地面，同时呼气。

3. 换成另一条腿重复刚才的动作。

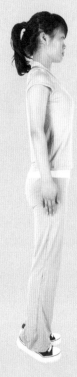

脚跟抬放运动

1. 身体直立，将身体的重量均匀放在脚上，然后将脚后跟慢慢抬起。

2. 抬起脚后跟的同时要吸气。

3. 放下脚后跟时要呼气，同时头部要保持正直，重复做10次。

后抬腿运动

1. 双手扶着椅子背，然后将右腿慢慢向后抬起，同时膝关节不能弯曲。

2. 吸气，同时将头向后转，双眼要注视着脚后跟方向。

3. 感觉气已经吸满时要返回，同时还要呼气，头转向前方平视。之后再换成左腿重复刚才的动作。左右腿各做3~5次。

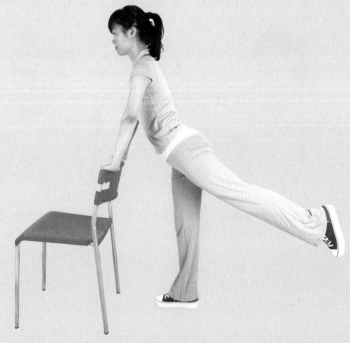

做家务时不耽误做的运动

随着生活节奏的加快和社会压力的不断增大，越来越多的人开始过上了三点一线的生活，从而觉得根本就没有时间去运动。其实这种想法是错误的，因为就算我们平时不出屋门同样也可以在家里做运动，甚至可以利用平常的家务来做运动，达到降低血糖，锻炼身体的目的。

· 擦玻璃时能做的运动。

擦玻璃虽然看起来是一项很平常的家务，但是如果姿势得当的话一样能起到减肥降糖的作用。

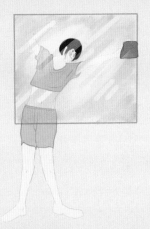

特别提醒

擦玻璃时，两手要压住抹布，上下运动，两腿可以随势弯曲，也可以踮起脚尖，左右大幅度移动身体。

· 熨烫衣服时能做的运动

美国运动、心理及婚姻问题等多位专家撰文表示，熨衣服不但能给心理、身体及家庭生活带来很多好处，而且还能减肥降糖。

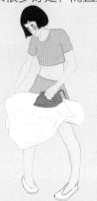

首先，熨烫衣服时，身体反复进行相同的动作。在逐渐进入专注状态后，这种状态能够有效排解压力，让身体与心理都得到放松。

其次，熨1小时衣物能消耗150千卡的能量，相当于慢跑2.4千米。熨衣服时需要长时间站立，而站立燃烧的脂肪是坐着的3倍。

·买东西时能做的运动

买东西是我们每个人平时常做的一件事情，不过就是在这件普通的不能再普通的事情中，也隐藏着锻炼降糖的小窍门。

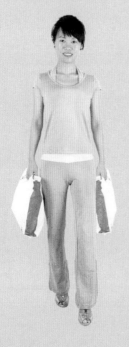

特别提醒

买东西时要尽量将东西均匀分装在两个袋子中，让左右手提均等重量的袋子，同时脊背挺直，踮着脚尖走路。

·洗碗、切菜时能做的运动

我们吃饭前，需要切菜；吃完饭后，也要刷碗，那么我们也完全可以利用这个时间进行锻炼。左右两脚交替着做单脚站立。

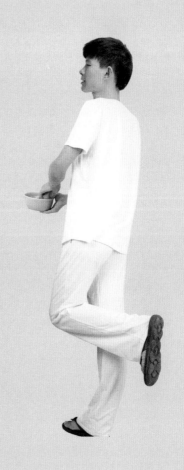

乒乓球

乒乓球运动强度适中，在运动中能够消耗体内多余的脂肪，具有减肥降糖的效果，非常适宜肥胖的糖尿病患者练习。打乒乓球能够增强糖尿病患者的神经系统和内分泌系统功能，从而促进胰岛对糖代谢的调节作用，因而能够帮助患者将血糖维持在较正常的水平。

特别提醒

1.由于乒乓球运动需要双人配合，运动强度不能由自己完全支配，因此，为了保证合适的运动量，选择对手时一定要慎重。

2.乒乓球是一种竞技性的运动，糖尿病患者在打乒乓球时，切勿争强好胜，保持一颗平常心，才能够收到降糖的功效。

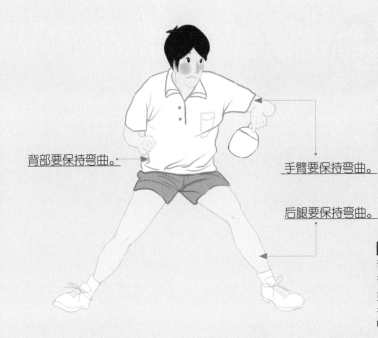

背部要保持弯曲。

手臂要保持弯曲。

后腿要保持弯曲。

打乒乓球30分钟可以消耗126千卡能量。

126千卡能量是多少？
普通大小的柿饼1/2个
普通大小的石榴2个
奶油果馅月饼1/4个
普通大小的柚子2个

羽毛球

打羽毛球可以降低血糖，因为运动改善了胰岛素的敏感程度，也提高了身体使用葡萄糖的效率，当然也可以减轻胰岛素分泌的负担。在运动过程中，身体会消耗肝脏所储存的肝糖原，因此，无论对青少年还是中老年患者，羽毛球都是很好的运动项目。

特别提醒

1.羽毛球属于剧烈运动，因此在打球之前一定要活动开手脚。

2.打球者最好换上宽松的运动衣和运动鞋，因为打羽毛球动作比较大，穿上运动衣和运动鞋更又有利于动作的舒展。

3.一定要选择宽敞、阳光充足的场地，这样在打球时动作才能完全舒展开，不会发生碰撞或危险。

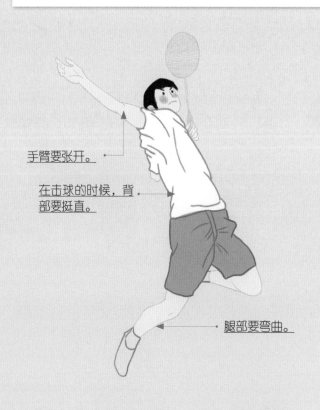

手臂要张开。

在击球的时候，背部要挺直。

腿部要弯曲。

打羽毛球30分钟可以消耗300千卡能量。

300千卡能量是多少？
普通大小的火龙果约3个
拳头大小的年糕2块半
杏仁露约3瓶
普通大小的鹅蛋2个左右

游泳

事实上，游泳对于很多糖尿病患者都很适用，尤其是对于肥胖的糖尿病患者来说更是极佳的选择，因为它能起到降糖、减肥两个目的，可谓是一举两得。

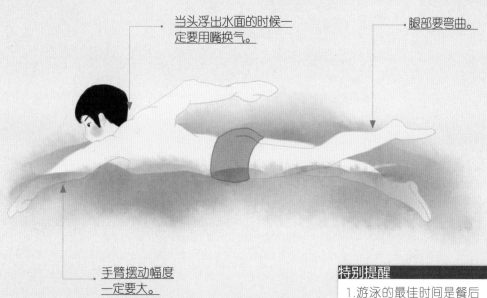

当头浮出水面的时候一定要用嘴换气。

腿部要弯曲。

手臂摆动幅度一定要大。

游泳30分钟会消耗315千卡能量。

315千卡能量是多少？

普通大小的鹅蛋2个
普通大小的绿豆糕2块
普通大小的芒果1个半
拳头大小的蛋糕2块

特别提醒

1.游泳的最佳时间是餐后半小时或者是1小时，不能在睡前游泳或者是空腹游泳，否则的话会出现呕吐、胃痉挛等不适。

2.糖尿病患者应该随身携带饼干、糖块等含糖食物，这样万一发生低血糖时就可得到及时的缓解。

3.身上出现皮肤损伤或溃烂的糖尿病患者不宜进行游泳锻炼，否则会造成感染。

瑜伽

近年来，瑜珈风靡全球，受到了社会各界的推崇。糖尿病患者练习瑜珈运动可以达到平衡内分泌的效果。

· 腹肌牵拉运动

两手向前伸直，膝盖弯曲，让上身扬起，眼睛看着肚脐。坚持 2 ~ 3 秒后，恢复平躺姿势。

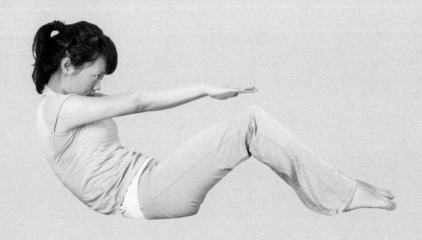

· 腹肌臀部牵拉运动

1. 脸朝上平躺，臀部、腰部、背部按照顺序向上抬。

2. 抬到最高之后，以相反的顺序放平。重复5~10次。

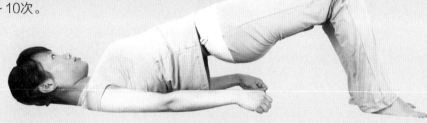

· 背部下端牵拉运动

1. 仰卧，用双手抱住双膝。

2. 双手将膝部抱在胸前，用力将背部下端紧贴床面。

3. 将上肢松开，双腿放下。重复5~10次。

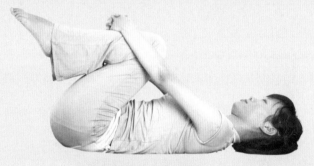

80千卡能量是多少？
大个苹果半个
小个橘子2个
黄油面包半片
煮鸡蛋1个

做瑜伽30分钟可以消耗80千卡左右的能量。

· 其他运动消耗79千卡能量所需时间

运动类型	时间（分钟）
登山	9.4分钟
快跑	7.3分钟
快速骑车	11分钟

健身球

健身球是我国民间的传统健身保健器具之一，健身球之所以有益于强身健体，在于玩球时指掌的适度运动，调节了经络，同时，对于糖尿病患者来说，还可以有效降低血糖。

特别提醒

1.根据自己手力的强弱、手掌的大小，选择合适的健身球。

2.锻炼的时间不宜过长，以免手掌或腕部肌肉疲劳或损伤。

3.玩健身球前一定要活动开手指。

· 健身球锻炼方法：

· 五指捏球

手指自然分开，之后抓住一个球，用五个手指用力去捏球，停顿一下后放松一次。捏球时的力量要缓慢而持久，等到手指有酸胀感之后再停下来放松，反复捏球6~10次。

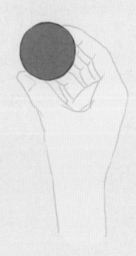

五指捏球。

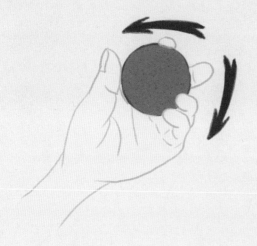

·五指转球

把一个球握在手里，五指拨动球体旋转，可先顺时针、后逆时针转动，还可以向上、向下转动。

五指转球。

·双球旋转

用单手托双球于手掌里，手指用力拨动球体，让双球在手掌心顺时针或逆时针转动。顺时针转动时，双球经拇指、小指依次到食指；逆时针转动时，双球要经过拇指、食指、中指、无名指和小指。

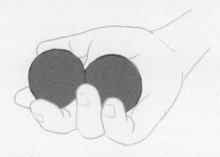

双球旋转。

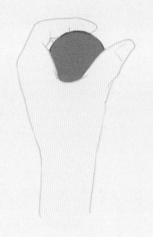

·掌心握球

把一个球放在手掌心，五个手指抓住球体，然后用力握捏球片刻、再放松为一次。捏球时必须要等到手指有酸胀感之后再放松，反复握捏球 8~12 次。

掌心握球。

水中步行

　　水中步行是一项既安全又简单的运动，不过对于有腰痛、过度肥胖或者是膝盖疼痛的糖尿病患者来说却会稍微增加一些负担，因为在水中步行时腰部必须要承受身体的重量，不过也不用过于担心，因为在水中步行时，水产生的浮力可以减轻膝盖和腰的负担。

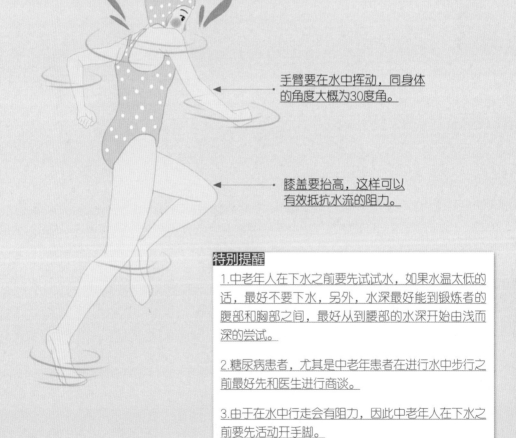

手臂要在水中挥动，同身体的角度大概为30度角。

膝盖要抬高，这样可以有效抵抗水流的阻力。

特别提醒

1.中老年人在下水之前要先试试水，如果水温太低的话，最好不要下水，另外，水深最好能到锻炼者的腹部和胸部之间，最好从到腰部的水深开始由浅而深的尝试。

2.糖尿病患者，尤其是中老年患者在进行水中步行之前最好先和医生进行商谈。

3.由于在水中行走会有阻力，因此中老年人在下水之前要先活动开手脚。

4.由于水有浮力，因此在水中行走常常会不稳，因此中老年人在行走时要注意安全，以免滑倒发生危险。

PART 3

制定饮食＋运动计划的原则

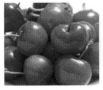 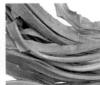 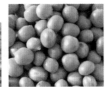

糖尿病患者制定饮食计划的原则

饮食计划总原则

1. 营养合理
既要考虑七大营养素的搭配，即碳水化合物、脂肪、蛋白质、维生素、矿物质、膳食纤维、水的均衡，又要照顾到生长发育和工作的需要，青少年患者应增加蛋白质的比例，体力劳动强度大的应增加总能量的摄入。

2. 热量平衡
每天摄入的能量与消耗的能量要平衡。肥胖患者应采取低能量饮食，有利于减肥，消瘦患者应采取高能量饮食，使其体重尽快恢复到理想水平。

3. 注意季节性
比如秋季气候干燥，而糖尿病患者多为阴虚燥热体质，所以更应注意防燥，秋季饮食应以甘淡润泽为主。梨、柑橘、荸荠、枇杷等秋令生果都有很好的滋阴润肺效用。

四季饮食攻略

· 春季

春天天气乍暖还寒，糖尿病患者宜选择清淡温和、益气健脾的食材或中药进行调理，食材可以选择如鱼类、豌豆、黑芝麻、山药等。

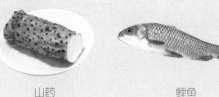

山药　　　　　　　　鲤鱼　　　　　　　　豌豆

这些食材很适合糖尿病患者在春季适当进食。

· 夏季

　　人在夏季容易食欲缺乏，喜欢吃清淡的食物，爱吃水果。但是，很多糖尿病患者，尤其是老年人，很容易出现低血糖症状，所以，糖尿病患者在夏季应该规律进餐，不宜随意减少主食。两餐之间可以选择低糖的水果，浅尝辄止即可。

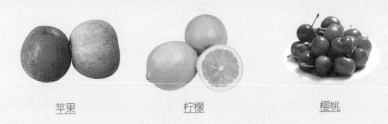

苹果　　　　　　　　柠檬　　　　　　　　樱桃

这些水果的含糖量在7%以下，可以适当解解馋哦。

· 秋季

　　秋季干燥，"燥"能够助长人体的邪气，容易伤及肺，因此，糖尿病患者在秋季宜选择甘淡滋润的食物，如梨、荸荠、冬瓜，都是不错的选择。秋季要少吃生冷、辛辣的食物，以免加重秋燥症候。

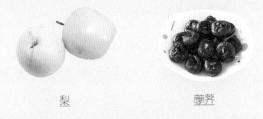

梨　　　　　　　　荸荠

秋季适当多吃些有滋润效果的蔬果，有很好的保健功效。

· 冬季

　　冬季血糖通常比其他季节稍高，因此糖尿病患者要注意控制好"饭量"：如面、米、豆制品等要少吃一些，可以用绿叶蔬菜来充当"粮食大军"，合理调整自己的饮食结构。

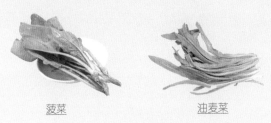

菠菜　　　　　　　　油麦菜

冬天可以经常吃些菠菜等绿叶蔬菜，是糖尿病患者很好的食疗选择。

糖尿病患者制定运动计划的原则

1. 制定的运动计划要有可操作性并且要便于长期坚持。

2. 制定运动计划时，要充分了解"个人状况"：性别、年龄、体形、体力、生活习惯、劳动、运动习惯、运动经验、运动爱好等。糖尿病病患者要量力而行地进行运动。

3. 在制定运动计划时要注意安全，运动量酌情逐步增加。

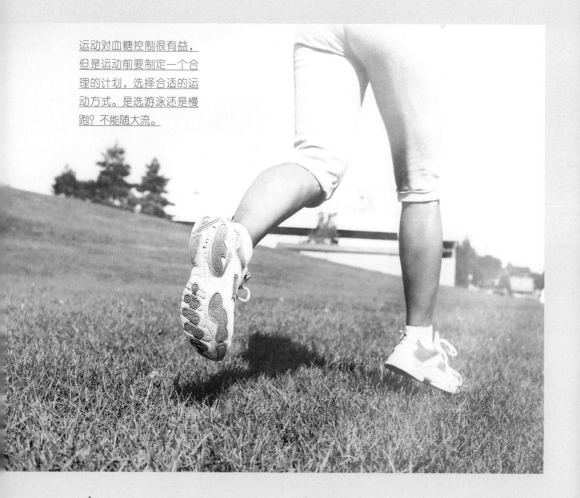

运动对血糖控制很有益，但是运动前要制定一个合理的计划，选择合适的运动方式。是选游泳还是慢跑？不能随大流。

饮食＋运动＋药物的合理搭配原则

1. 1型糖尿病患者最基本的治疗方法是注射胰岛素。同时，为了使身体保持良好的状态，坚持进行饮食疗法和运动疗法也非常重要。

2. 2型糖尿病患者采用饮食疗法和运动疗法后，如果血糖值未见下降，就应采用药物疗法。接受药物治疗后，仍然要坚持饮食疗法和运动疗法，否则会影响药物治疗的效果，并且不利于控制体重。药物治疗取得一定效果后，便可以在医生的指导下停止药物治疗，依靠饮食和运动疗法来控制血糖。

· 运动所消耗的能量标准

运动强度	消耗1单位能量（80千卡）所需的时间	运动的种类
非常轻	30分钟	散步、家务（洗涤、扫除）、体操（轻）、乘坐公共交通工具（地铁、公交车且呈站姿）
轻	20分钟	快步走、洗浴、下楼、骑自行车（平地）、广播体操、打高尔夫球
中等	10分钟	慢跑、上楼、骑自行车（坡道）、打网球（练习）
强	5分钟	长跑、跳绳、篮球、游泳（蛙泳）、剑道

· 每运动30分钟进行一次能量补充的计算方法

每运动 30 分钟需要摄取能量的计算公式：

体重（千克）× 指数 = 需要摄取的能量（千卡）

上述公式中的指数：普通速度的步行为 0.8，游泳为 1.5，骑自行车为 1.5，网球为 2.5，快速走为 3.0，滑雪为 4.0，跑步为 5.0。

以体重 60 千克的人为例，持续打 30 分钟网球需要的能量为：

60（千克）×2.5（千卡/千克）=105（千卡）

问: 我外公今年 70 岁了。在这个年龄开始运动疗法会不会太晚了?

答: 当然不会。运动不仅有利于糖尿病的治疗,还有助于提高患者的身体素质。不过,你的外公已是 70 岁高龄,所以除糖尿病以外,还可能患有其他疾病,建议他去医院做检查后再开始运动疗法。

问: 自从被确诊为糖尿病以后,我每天都坚持慢走 30 分钟。有时星期天还会去打高尔夫球,但打球时总会觉得非常饿。我想问一下,如果比平常运动量大,食量是否应该保持不变呢?

答: 我们所说的每天总能量摄入量是针对每天的生活消耗计算出来的。因此,运动量增大时,可以适当地多摄取 1~2 个单位的能量。而且,如果运动过于剧烈,可能会引起低血糖,所以最好事先准备一些糖果,防止出现低血糖。

问: 我在妊娠期间发现得了糖尿病,还适合用运动疗法么?

答: 妊娠糖尿病患者除了饮食注意以外,运动也是很有必要的,对孕妈妈和胎宝宝的健康都有益处,可以选择散步、太极拳、孕妇体操、水中慢游等运动,这些活动最好在饭后 1 小时进行。不过,如果同时伴有高血压、先兆流产等,就不适宜运动了。

少不了的糖尿病自我监测

检测血糖是糖尿病治疗的"五驾马车"之一，通过它，可以合理、适时地进行糖尿病治疗方案的调整，有利于将血糖控制在理想水平，预防并发症的出现。

· 不同时段血糖检测

· 空腹血糖

帮助了解胰岛的基础分泌功能及前一天晚间的用药量是否合适。

如果睡前注射中效胰岛素（如诺和灵或者优泌林N）、长效胰岛素（如甘精胰岛素），则空腹血糖意义更大，它是决定睡前中效或者长效胰岛素用量的依据。

空腹血糖增高有两种可能：一是胰岛功能减退，不能控制肝糖原分解成血糖，导致夜间血糖持续增高；二是夜间出现低血糖，然后反弹出现高血糖。区别以上情况的办法是检查夜间血糖，夜间血糖一般在5~6毫摩尔/升较好。

· 餐前血糖

进食午餐和晚餐前测定，主要反映胰岛细胞分泌功能的持续性，用于治疗中的病情监测。

· 餐后2小时血糖

从吃第一口饭开始计时，2小时后的血糖水平，主要反映进餐对血糖的影响，反映胰岛素在胰岛细胞中储存的情况，是诊断糖尿病的标准之一。同时，餐后2小时血糖能较好地反映进食与使用降糖药是否合适，这是空腹血糖不能反映的。

餐后2小时血糖检测注意事项

1.测定餐后2小时血糖前必须和平时一样，吃药量、胰岛素注射量、进食的质和量等，不能改变，否则就不能了解平时血糖控制情况了。

2.餐后2小时是指从吃第一口饭开始计时，不能从进餐结束后或进餐中开始计时，这些计时方法都是不正确的，会影响测定结果。

3.去医院抽血检查时，等待期间不能吃零食、水果、饮料，不能吸烟。

· 餐后1小时血糖

从吃第一口饭开始计时，1小时后的血糖水平，帮助了解吃普通食品或吃一般水果后血糖最高时的情况，以此来选择合适的食物。

· 睡前血糖

可用来观察晚餐前口服药物和胰岛素治疗的效果，决定睡前中效胰岛素的剂量以及是否需要加餐等。对于在晚餐前注射预混胰岛素或者中效、长效胰岛素的患者，需要测量此项。

· 凌晨1~3点血糖

接受胰岛素或磺脲类降糖药治疗的患者，可以防止夜间低血糖出现，也可以发现空腹高血糖是否与黎明现象（糖尿病患者在夜间血糖控制平稳无低血糖的情况下，在清晨 3 ~ 9 时，由于激素的不平衡分泌引起的一种高血糖状态）或苏木杰效应（糖尿病患者在夜间出现低血糖，早餐前出现高血糖的现象）有关。

· 血糖检测的频率

通常，糖尿病患者可根据以下原则决定血糖控制的频率。

· 血糖控制稳定者

采用单纯饮食控制或口服降糖药治疗的患者，空腹和早餐后 2 小时的血糖水平基本上可以代表全天的血糖水平，每个月监测 2~4 次。

· 血糖控制比较稳定者

可以一周测定一次空腹及餐后 2 小时血糖，每隔 2~3 周安排一天测定全天 7 个点的血糖谱，即三餐前及三餐后 2 小时和睡前血糖，必要时可加凌晨 3 点的血糖检测。

· 血糖控制不稳定者

监测每周不同时间段的血糖 4~7 次（4 次指的是早餐前、午餐前、晚餐前和睡前的血糖，7 次指的是三餐前、三餐后与睡前的血糖），必要时加凌晨 3 点的血糖检测。

· 有特殊情况的患者

应根据病情增加监测频率。需要加强监测的情况有：

❶ 新确诊的患者；

❷ 使用胰岛素治疗者；

❸ 妊娠糖尿病或糖尿病合并妊娠者；

❹ 血糖控制不理想者；

❺ 频发低血糖者；

❻ 更换药物或调整剂量者；

❼ 有任何身体不适时。

PART 4

饮食＋运动计划，
适合自己才行

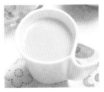
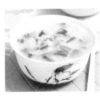
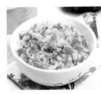

饮食＋运动搭配计划

举例

李某，男性糖尿病患者，48岁，身高175厘米（1.75米），体重80千克，职业钟表修理工，通过能量计算得知其每天需要2100千卡的能量（能量计算方法请参照"糖尿病患者如何设计自己的食谱"中的"计算每天摄入总能量"，见148页）。

饮食宜采用高蛋白、高膳食纤维、低脂肪、低盐、低糖，且含有足够的矿物质和维生素饮食；注意合理的食物选择和烹调方法，少吃肥甘厚味的食物，宜选择蒸、煮、炖、凉拌等少油的烹调方式；不吃或少吃零食、甜食。多吃含钙质丰富的食物：如牛奶、海带、豆制品及新鲜蔬菜和水果，对预防中老年人高发的骨质疏松和降低胆固醇等都有作用。经常有饭局应酬者应少喝酒，以免摄入过多的能量。

运动锻炼主要是以中等强度的有氧运动为主，可根据自身的体能情况和个人的兴趣爱好选择运动项目。适合的有氧运动方式包括步行、慢跑、划船、爬坡、骑自行车、游泳和有氧韵律操等，同时还可进行一些球类运动，如乒乓球和保龄球等。

对中老年人而言，无论进行哪种运动，都要在安全的前提下进行，不宜做高强度的运动，不仅增加了骨关节损伤的可能性，而且还增加了心血管出现意外的可能性。

一周饮食计划

	早餐	午餐	晚餐
周一	豆浆400克，麻酱花卷75克（熟重），咸鸭蛋半个，拍黄瓜（黄瓜50克）	红豆饭（大米35克、红豆15克），白菜鸡丸汤（小白菜150克、鸡肉丸50克、植物油2克），清炒莴笋（莴笋150克、植物油3克），加餐：苹果200克	馒头35克（熟重），小米粥（大米15克、小米10克），西蓝花烧胡萝卜（西蓝花100克、胡萝卜20克、植物油5克），海带拌豆芽（水发海带50克、绿豆芽50克、香油2克），油菜烧肉（鲜蘑菇150克、牛肉25克、油菜50克、植物油5克），加餐：苏打饼干25克
周二	烧饼50克，煮鸡蛋1个，豆浆300克，拌菠菜（菠菜100克、香油2克）	米饭50克，芹菜炒虾仁（芹菜200克、鲜虾仁50克、植物油6克）	馒头50克，芥蓝炒肉丝（芥蓝150克、猪瘦肉50克、植物油9克），番茄汤（番茄150克、香油3克）
周三	馒头（面粉50克），鲜牛奶250克，韭菜炒豆腐丝（韭菜50克、豆腐丝25克、香油3克）	米饭（大米50克），圆白菜炒肉（圆白菜100克、猪瘦肉50克、植物油2克），香菇白菜（香菇15克、大白菜150克、植物油2克），虾皮紫菜汤（虾皮5克、紫菜2克、黄瓜25克、香油2克）	花卷（面粉50克），肉末雪里蕻豆腐（牛肉25克、雪里蕻50克、豆腐50克、植物油4克），清炒茼蒿（茼蒿150克、香油2克）
周四	葱花卷（面粉50克），鲜豆浆250克，拌茄泥（茄子100克、植物油2克）	米饭（大米50克），菠菜丸子汤（猪瘦肉100克、菠菜150克、植物油3克），拌海带（水发海带100克、香油2克），西葫芦炒鸡蛋（西葫芦50克、鸡蛋1个、植物油3克）	烙饼（面粉50克），肉炒茴香（猪瘦肉50克、茴香150克、植物油2克），拌芹菜（芹菜50克、香油2克），丝瓜汤（丝瓜75克、紫菜2克、植物油2克）。加餐：牛奶250克

周五	烧饼（面粉50克）、鲜牛奶250克、拌紫甘蓝（紫甘蓝100克、香油2克）	米饭（大米50克），红烧鸡块（鸡肉100克、植物油3克），清炒空心菜（空心菜200克、植物油3克），黄瓜汤（黄瓜50克、紫菜2克、香油2克）	绿豆粥（大米 40克、绿豆10克），茭白炒肉（茭白150克、牛肉50克、植物油3克），莴笋拌豆腐丝（莴笋100克、豆腐丝25克、香油2克）
周六	包子（面粉50克、鸡蛋30克、韭菜50克、植物油2克），豆腐脑200克，鹌鹑蛋3个（带壳30克）	米饭（大米50克），清蒸鲫鱼（鲫鱼40克、植物油3克），芹菜炒豆芽（芹菜50克、绿豆芽200克、植物油3克），白菜豆腐汤（小白菜100克、豆腐50克、植物油2克）	小窝头（玉米面20克、面粉20克），热汤面（挂面25克、番茄50克、香油2克），红烧鸡翅（鸡翅25克），烧菜花（菜花150克、胡萝卜20克、植物油4克），油菜烧海米（油菜100克、海米5克、植物油4克）
周日	馒头75克（熟重），牛奶250克，荷包蛋1个（带壳60克），清炒苋菜（苋菜100克、植物油2克）	米饭（大米75克），炒苋菜（苋菜200克、植物油2克），葱烧海参（水发海参200克、植物油5克），萝卜丝虾皮汤（白萝卜100克、虾皮5克、香油2克）	发面饼75克（熟重），红烧鸡块（鸡肉25克、胡萝卜20克、植物油3克），香菇油菜（油菜150克、干香菇5克、植物油3克），西葫芦豆腐汤（西葫芦150克、豆腐25克、植物油3克）

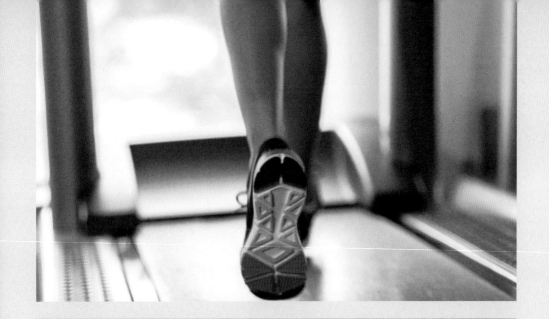

一周运动计划

　　通过计算已经知道这名男性糖尿病患者李某每天需要2100千卡的能量，其一天运动量应消耗210～420千卡（总能量摄入的10%～20%）。

	工作日
起床	吃早餐前进行舒缓的降糖体操5分钟，消耗25千卡
上班	用10分钟从家里走到车站，消耗25千卡
下午	午餐后做降糖体操5分钟，消耗25千卡
下班	用10分钟从车站慢跑回家，消耗100千卡
晚上	晚餐后散步30分钟，消耗80千卡
睡觉	

	休息日
上午	吃早餐前进行5分钟的降糖体操消耗25千卡；买菜，以普通的步行速度用25分钟走回家，消耗50千卡
下午	午后骑自行车30分钟，消耗210千卡
傍晚	去公园遛弯20分钟，消耗40千卡

糖尿病患者四季养生攻略

春季

春季气温开始回暖，病菌繁殖也开始变得旺盛，对糖友们而言，这时要做好护理的工作。

·预防感冒

春季天气渐暖，但是糖尿病患者抵抗力依然很弱，加上冬春相交之际气温起伏较大，很容易着凉感冒，引起感染，造成血糖控制难度加大。

如果糖友们患了感冒，一旦引起血糖水平上升就不易恢复，心血管病变、微血管病变、神经病变等很可能就"尾随而来"，会造成难以逆转的后果。因此，糖尿病患者对于感冒绝不能掉以轻心，必须严加预防。

一方面，糖友们要遵循"春捂秋冻"——不能太快减少衣服，要注意保暖，即便天气好，气温升高，也不能贪一时之暖，要顺应气候来预防寒气入袭。另一方面，平时要保持居室空气流通。少去或不去人多拥挤的公共场所，如果要外出，最好戴上口罩。

在饮食上可以吃一些有进补功效的药食两用食材，如山药、枸杞子等，还可以配合穴位按摩等方法，平时要多到宽敞、有日照、空气清新的地方锻炼来增强体质，让感冒尽快好。

·调节情绪

中医认为肝属木，与春季相应，抑郁会影响肝功能，使得肝疏泄失职，容易气机郁结，会灼伤阴津，引起血糖水平上升，使消渴症状加重。

因此，不妨到郊外散步、踏青问柳、登高望远，与朋友们一起说说笑话，谈谈趣闻，以疏泄肝气。

·少吃酸性食物

酸性食物有收敛固涩的作用，而春季是阳气需要生发的季节，所以酸性的食物要少吃，如橙子、醋等，而富含优质蛋白质、维生素、微量元素的食物要适当增加，如鱼、苦瓜、胡萝卜、洋葱、山药、木耳等，适当吃点水果。

· 按揉期门穴

· 为何这个季节适合按摩

　　春季对应器官是肝脏，而按揉期门穴能健脾疏肝，理气活血。糖尿病患者经常按揉期门穴有一定疗效，还能帮助调理肠胃。

　　期门穴位于脐上 6 寸、巨阙穴旁开3.5寸的地方。

　　按摩方法：站姿，右手掌心放在期门穴上，先顺时针按揉20~40次，再逆时针按揉20~40次。

　　功效：长期按摩可以平衡血糖。

通常拇指指关节的横度为1寸，而食指、中指、无名指和小指并拢，以中指中节横纹处为准，四指的横度为3寸。

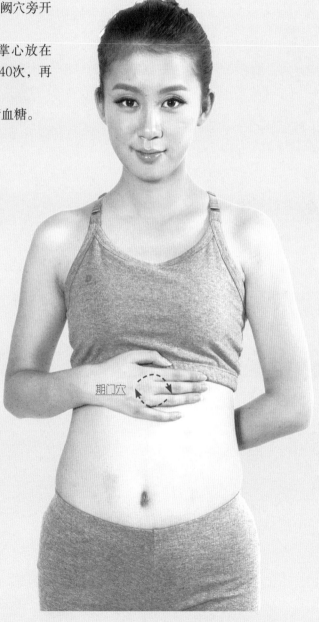

期门穴

·按压劳宫穴

·为何这个季节适合按摩

　　劳宫穴属火，经常按摩可清心热、泻肝火，对肝阳上亢能起到一定的治疗效果，适合糖尿病患者春季按摩。

　　握拳后，中指指尖所指的部位即是劳宫穴。

　　按摩方法：右手拇指用抚摸的方式按压左手劳宫穴，每次1分钟，然后换左手，每日3次。

　　效果：常按此穴，能够稳定情绪，降压降糖。

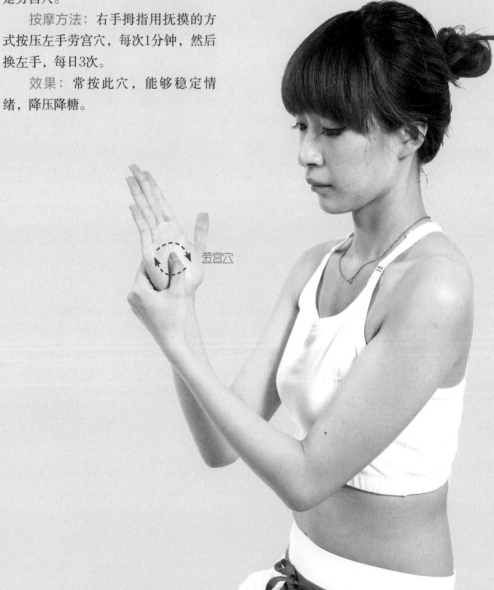

劳宫穴

· 按压肝俞穴
· 为何这个季节适合按摩

　　中医讲肝俞穴是肝的元气在身体背部汇聚而成的"水潭"，按压肝俞是养肝不可缺少的养生要穴。可以搭配太冲穴组成"俞原配穴"法，起到补肝阴，养肝柔肝的效果。

　　肩胛骨下角水平连线与脊柱相交的椎体处，往下移2个椎体，下缘旁开二指处即为肝俞穴。

　　按摩方法：用两手拇指分别按压两侧肝俞穴，由轻到重旋转，至能承受为止。每次10~30分钟。

　　功效：长期按摩，能够治疗糖尿病并发腹泻症状。

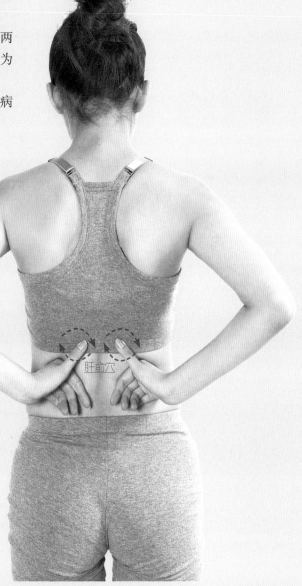

肝俞穴

夏季

夏季糖尿病患者的血糖水平波动较大，因此，糖友们需要注意一些事项。

·吃的少但不能停药

夏天很多人的食欲会有所下降，糖尿病患者也不例外，甚至可能出现食欲缺乏，每天只吃两餐，但是又怕出现低血糖，于是停药或不再注射胰岛素，这些做法是错误的，很可能使血糖水平产生很大的波动。

还有的患者在通过自我监测后，发现血糖水平降低，于是便擅自减少药量，甚至停药，这种做法同样是错误的。

正确的做法应该是继续用药治疗，同时注意监测血糖（以长期、多次的监测结果为依据），咨询专科医生，由医生根据监测结果，然后制订一套与目前的运动、饮食匹配的治疗方案。

·防中暑

夏季不要到阳光直射的地方活动，外出要做好防暑准备。多吃一些清热解暑的食物，如绿豆、苦瓜、荸荠等，如果选择运动最好在傍晚。另外，渴望补钙的朋友只要在室外的树荫下接受阳光，也能达到不错的效果。

·防脱水

老年糖尿病患者的渴感较年轻人迟钝，如果补充水分不及时、不主动，很容易发生脱水，严重的会导致血栓的出现。而夏季比其他季节更要多饮水，身体消耗的水分也相对较多，所以每天最少饮水 1500 克（男性 1700 克，女性 1500 克），如果活动量大、出汗增加，还需要补充额外的水分。

· 捏揉合谷穴

· 为何这个季节适合按摩

夏季经常按摩合谷穴能帮助预防体内毒素沉积，从而避免新陈代谢紊乱。还能防治夏季中暑、虚脱等症。

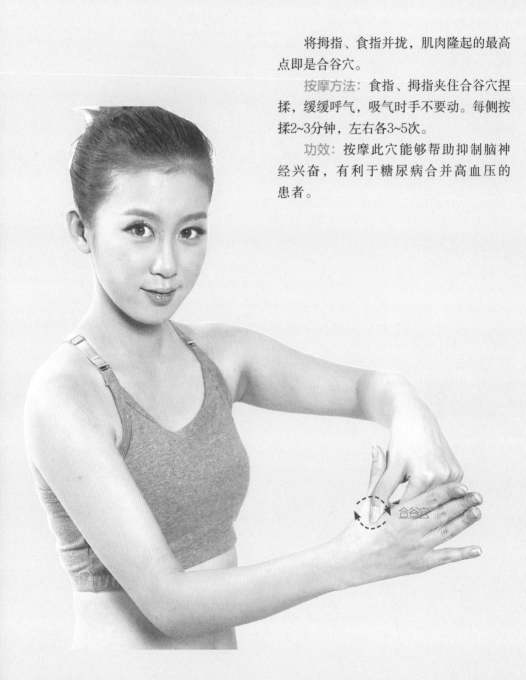

将拇指、食指并拢，肌肉隆起的最高点即是合谷穴。

按摩方法：食指、拇指夹住合谷穴捏揉，缓缓呼气，吸气时手不要动。每侧按揉2~3分钟，左右各3~5次。

功效：按摩此穴能够帮助抑制脑神经兴奋，有利于糖尿病合并高血压的患者。

合谷穴

· 掐按曲池穴

· 为何这个季节适合按摩

　　曲池穴有疏风解表、清热解毒的作用，既可以解表热、又可清热毒，有较强的退热作用，夏季经常按摩此穴，可以帮助治疗热病。

　　手肘内弯约呈直角，手肘横纹尽处的凹陷即为曲池穴。

　　按摩方法：拇指弯曲，用指尖掐按曲池穴1~3分钟，以感到酸痛为好，每日早晚各1次。

　　功效：长期按摩此穴位，可改善糖尿病患者口干口渴的症状，对皮肤瘙痒症状也有缓解作用。

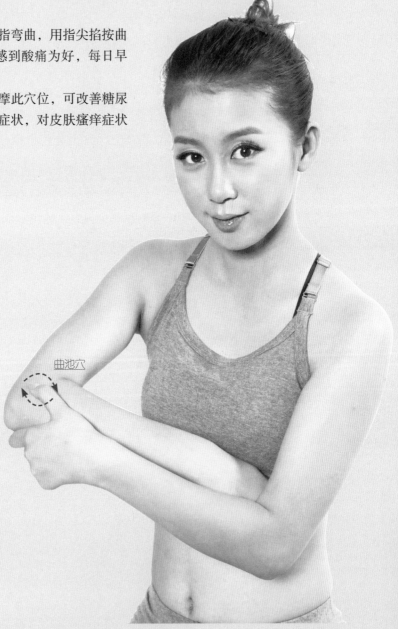

曲池穴

· 按压内关穴

· 为何这个季节适合按摩

按摩内关穴可调节情绪，能在炎热的夏季防止机体上火。此外，内关穴对一些胃肠问题也有调节作用，而夏季人容易消化不好，可谓一举多得。

一手握拳，腕掌侧突出的两筋之间的点，距腕横纹三指宽的位置就是内关穴。

按摩方法：用左手拇指稍用力向下点压右侧手臂的内关穴后，保持压力不变，继而旋转揉动，以产生酸胀感为度，然后换手臂。

功效：帮助增强心脏功能，缓解胸闷、胸痛，对糖尿病合并冠心病的患者很有帮助。

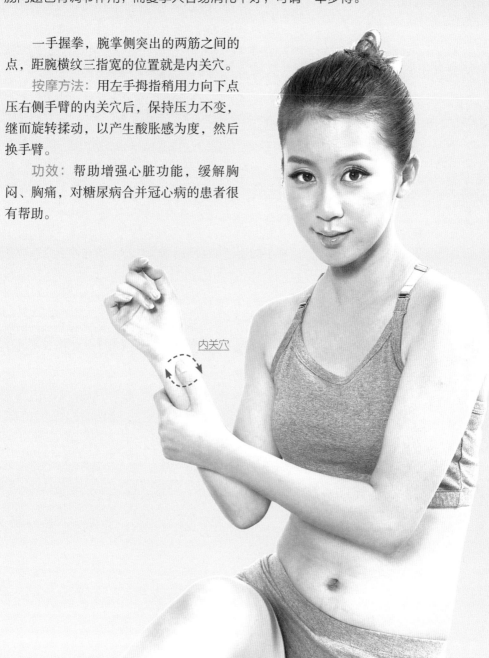

内关穴

秋季

秋季天气干燥，中医里的"燥"是"六淫"之一，能损伤人体肺阴。很多糖尿病患者为阴虚燥热的体质，对燥邪敏感，所以在秋季尤其要注意防燥。

· 滋润养阴

1. 饮食应以甘淡滋润为主。

梨、柚子、荸荠、柑橘、枇杷等秋令水果都有很好的滋阴润肺功效，可适量多吃。白菜、萝卜、黄瓜、冬瓜、莲藕等蔬菜有生津润燥、清热通便之功效，可减少燥气对人体造成的不良影响，可以适量多吃。

2. 开水、牛奶等少量多饮，可养阴润燥。

3. 少吃辛味食物。

如葱、姜、蒜、椒、八角等，容易加重"秋燥"；而像油炸、烧烤等伤津耗液的食物也要少吃。以免引起血糖控制不稳定，出现更多问题。

· 宜早睡早起

《黄帝内经》上说："秋三月，天气以急，地气以明。早卧早起，与鸡俱兴。"秋季阳气逐渐收敛，阴气逐渐增长，所以糖尿病患者应早睡早起。当然，初秋的天气变化无常，也容易引起感冒等症状，老年患者要及时增加衣服。

· 调节自己的心情

也许会有人看到秋风落叶，万物凋零，触景生情，产生悲伤情结。这对血糖的控制很不利。如何做能调节自己的心情呢，比如跟其他老年人一起做一些娱乐活动，跳跳舞、唱唱歌等，都能帮您排忧。另外，五行中秋季对应白色，多穿白色等亮度高的衣服也能愉悦心情。

· 按压脾俞穴

· 为何这个季节适合按摩

中医认为脾为中洲之官，秋季功能旺，常按摩脾俞穴，再对脊柱两侧的肌肉进行松摩，可增进脾脏的新陈代谢，起到增强脾脏功能。

· 按压脾俞穴

两侧肩胛骨下缘的连线与脊柱相交处为第7胸椎，向下数4个突起下方左右各1.5寸处即为脾俞穴。

按摩方法：拇指的指腹适当地用力按压脾俞穴3~5分钟。

功效：按摩此穴可以帮助提高胰岛功能，促进胰岛素分泌，从而稳定血糖。

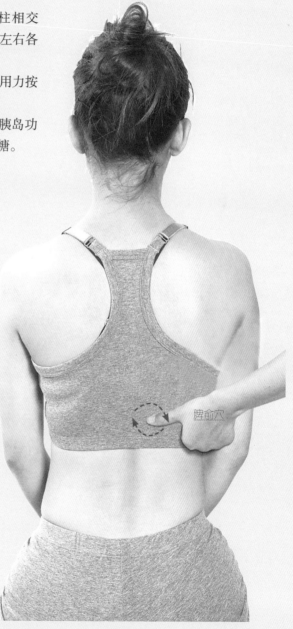

脾俞穴

· 按压三阴交穴

· 为何这个季节适合按摩

三阴交穴属于补水穴位，能够对抗秋季的干燥，按摩此穴对阴虚体质偏于肺阴虚的糖尿病患者有很好的效果，如干咳、痰少、便秘等。

三阴交穴位于小腿内侧，内踝尖部上3寸，胫骨内侧的后缘。

按摩方法：用拇指指尖垂直按压三阴交穴，每次1~3分钟。

功效：经常按压此穴，能够健脾益气、养血益肾、调和血气，最终能起到改善体质、降压降糖的效果。

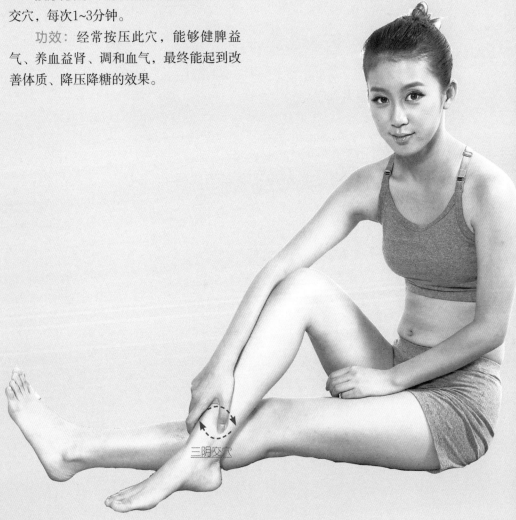

三阴交穴

冬季

冬季天气寒冷，是糖尿病病情最易加重和并发症多发的季节，要注意调养身体。

· 保暖

寒冷刺激可使体内儿茶酚胺物质增加，促使血压升高、冠状动脉痉挛，易诱发脑卒中、心肌梗死等疾病，所以，要及时添加衣服，注意防寒保暖，外出时除了衣服、鞋子外，帽子、围巾、手套等也要穿戴好。

足部的保暖显得格外重要。可用多层袜套保暖，但不要用电热毯、热水袋等焐脚；千万不能用取暖器直接烤脚。每天晚上可以用 37℃ 左右的温水泡脚，并按摩下肢，以促进下肢血液循环。鞋子宜穿棉鞋、软皮皮鞋或靴、运动鞋，高跟、尖头、硬皮鞋则不适合。袜子应选择纯棉质地和羊毛质地为好，既吸汗又透气，还要勤换鞋袜。

如果脚部出现水疱、红肿、干裂、割破、抓伤或疼痛等情况，应立即到医院就诊。

· 改善生活习惯

1. 晨起时和睡前宜用温水刷牙，餐后用温水漱口，及时清除牙缝里的食物残渣，保持口腔卫生。

2. 根据病情安排户外锻炼，多晒太阳。

3. 严禁吸烟。

4. 每晚用温开水洗下身，勤换内衣。

5. 多喝白开水（保证每日摄入水量达到 2000 克左右），多吃富含维生素的新鲜蔬菜（如菜花、西蓝花、菠菜、大白菜、胡萝卜等），以改善皮肤营养状况，增加皮肤弹性。

6. 洗澡时间不要过长，尽量使用弱碱性或中性的香皂、沐浴露等，浴后全身应涂抹润肤乳，以保持皮肤湿润。

· 搓擦涌泉穴

· 为何这个季节适合按摩

经常按摩涌泉穴能疏通经络、滋阴补肾，改善血液循环和新陈代谢，对糖尿病患者冬季由于体内阳气虚弱所致的手脚冰凉有很好的效果。

涌泉穴位于足底前1/3的凹陷处。

按摩方法：先将两手掌搓热，然后交替搓擦对侧涌泉穴直至发热。

功效：中医认为糖尿病的病机是肾阴亏虚，阴虚阳亢，按摩涌泉能滋补肾阴，故对降低血糖有良效。

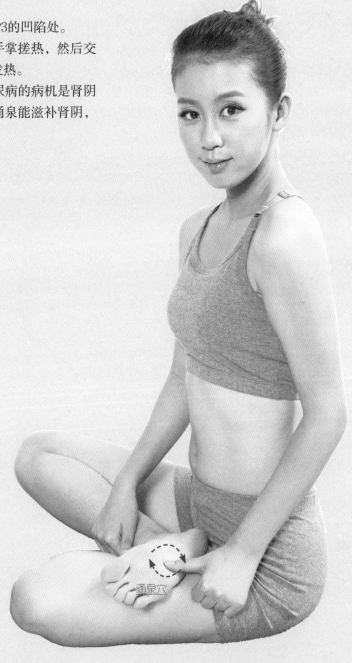

涌泉穴

· 按摩关元穴

　　中医认为关元穴是男子藏精、女子蓄血之处，糖尿病患者冬季经常按摩此穴，能够温通经络、行气活血、培肾固本、调气回阳、补虚益损，是冬季的保健养生要穴。

　　关元穴位于肚脐直下3寸。

　　按摩方法：用两手掌相叠置于穴位上，以顺时针、逆时针方向各按摩18～36次。

　　功效：按摩此穴可补虚益损，对尿频症状效果较佳。

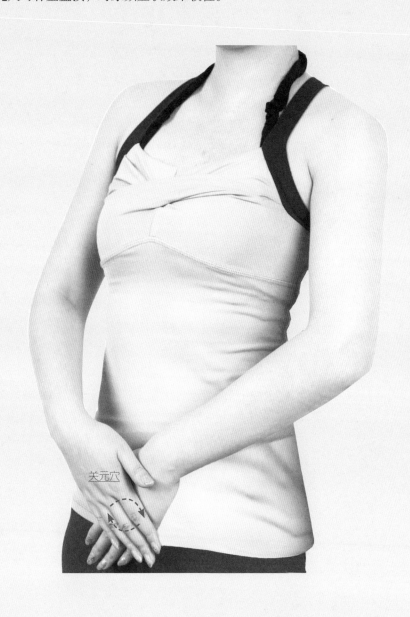

关元穴

糖尿病患者卡片

正面

糖尿病自我保健卡

姓名：　　　　　　　　年龄：

联系人姓名：　　　　　电话：

家庭住址：

所得糖尿病类型：

口服药物类型：

胰岛素用量：

就诊医院：

医生：

反面

糖尿病自我保健卡

你好！

　　我是糖尿病患者，如果发现我行为怪异或者昏迷不醒，可能是我发生了低血糖，我衣服的口袋中有糖块，请尽快放入我的口中。然后按照卡片另一面的地址及电话通知相关的人，同时，麻烦你尽快送我前往医院。

　　万分感谢！